高级卫生专业技术资格考试用书
妇产科护理学模拟试卷（一）

主　编　丁淑贞　戴　红
编　者　(按姓氏笔画排序)
丁淑贞　齐丽娜　孙石春
李　东　何　影　张　彤
张　楠　戴　红

中国协和医科大学出版社
北　京

模拟试卷（一）

一、单选题（以下每道考题有5个备选答案，请选择1个最佳答案）

1. 护士在行分段诊断性刮宫时，正确的顺序是（　）。
   A. 先行宫颈活检，再探测宫腔及刮取子宫内膜
   B. 先探测宫腔，后刮取宫颈管黏膜，再刮取子宫内膜
   C. 先探测宫腔，再分别刮取前后左右四处的子宫内膜
   D. 先刮取宫颈管黏膜，再刮取子宫内膜
   E. 先探测宫腔，刮取子宫内膜，再刮取宫颈管黏膜

2. 下述哪些不是溶血反应所致的急性肾衰竭症状（　）。
   A. 少尿或无尿
   B. 尿素氮滞留
   C. 高钾血症
   D. 尿内有脓细胞
   E. 酸中毒

3. 胎心减速出现在宫缩开始时，宫缩后恢复正常，时间短、恢复快，则（　）。
   A. 脐带受压，兴奋迷走神经
   B. 胎儿受镇静剂影响
   C. 胎儿状况良好
   D. 胎儿严重缺氧
   E. 胎头受压，脑血流量一时性减少

4. 下列关于女性生殖器易受感染的因素，哪项是错误的（　）。
   A. 女性生殖器与外界相通且与尿道、肛门邻近
   B. 阴道内有较多黏膜皱襞
   C. 子宫内膜周期性剥脱
   D. 阴道内有需氧菌、厌氧菌寄生
   E. 宫颈管内覆盖单层柱状上皮，黏膜皱襞多

5. 下列情况不是人工流产术禁忌证的是哪一项（　）。
   A. 真菌性阴道炎
   B. 妊娠剧吐酸中毒
   C. 活动性肝炎
   D. 急性盆腔炎
   E. 哺乳期妊娠

6. 关于内生殖器的血管解剖，下列描述正确的一项是（　）。
   A. 右侧卵巢动脉可来自右肾动脉
   B. 子宫动脉下支与上支的末梢分支有相互吻合
   C. 子宫动脉上支部分供应输卵管与卵巢血液
   D. 阴道动脉来自阴部内动脉
   E. 卵巢动脉经卵巢固有韧带到达卵巢

7. 关于产后大出血休克的护理，下列不正确的措施是（　）。
   A. 及时切除子宫制止出血
   B. 迅速建立静脉通道
   C. 密切观察出血量及监测生命体征
   D. 立即平卧位，吸氧、保暖
   E. 遵医嘱给予宫缩剂，配合子宫按摩

8. 患者，女性，28岁。发育正常，婚后夫

妇同居，3 年未孕。诊断为原发性不孕。原发性不孕是指（　）。

A. 育龄妇女，婚后性生活正常，未避孕，同居 2 年未孕者
B. 育龄妇女，婚后性生活正常，未避孕，同居 1 年未孕者
C. 夫妇同居，性生活正常，虽第一次婚姻曾生育，此后未避孕，2 年未孕者
D. 夫妇同居，性生活正常，虽第一次婚姻曾生育，此后未避孕，1 年未孕者
E. 夫妇同居后 1 年未孕，一方有无法纠正的解剖生理缺陷者

9. 利用腹压促进产程进展最有效的时间是（　）。
A. 第一产程开始宫缩时
B. 第一产程末宫缩时
C. 第二产程开始宫缩时
D. 第二产程末宫缩时
E. 第三产程开始宫缩时

10. 下列哪项是念珠菌阴道炎患者的典型白带（　）。
A. 白色黏液状
B. 灰黄色泡沫状
C. 黄水状
D. 白色凝乳状
E. 黄色脓状

11. 下列情况可以使用口服避孕药的是哪一项（　）。
A. 子宫肌瘤
B. 月经量多
C. 糖尿病
D. 乳房肿块
E. 甲状腺功能亢进

12. 绝经一般发生于妇女（　）。
A. 45~55 岁
B. 45~60 岁
C. 50~55 岁
D. 40~50 岁
E. 50~60 岁

13. 放射治疗效果最好的卵巢恶性肿瘤是（　）。
A. 未成熟畸胎瘤
B. 无性细胞瘤
C. 颗粒细胞瘤
D. 内胚窦瘤
E. 黏液性囊腺癌

14. 为使胎儿双肩适应中骨盆及出口前后径进行的动作是（　）。
A. 内旋转
B. 外旋转
C. 下降
D. 俯屈
E. 衔接

15. 关于先兆子宫破裂的体征，下列说法正确的是（　）。
A. 过频的宫缩转为宫缩乏力
B. 迅速出现膀胱充血
C. 胎心多无变化
D. 宫底部肌肉非常薄
E. 子宫下段可见病理性缩复环

16. 某患者宫颈糜烂，持宫颈活检报告咨询“鳞状上皮化”的意义，护士的回答是此结果提示（　）。
A. 宫颈息肉
B. 不典型增生
C. 糜烂愈合过程
D. 癌前病变
E. 原位癌

17. 有关新生儿窒息，下列哪一项是正确的（　）。

A. 新生儿只有心跳无呼吸称新生儿窒息
B. 产时使用麻醉剂不可能造成新生儿窒息
C. 青紫窒息为重度窒息
D. 苍白窒息为轻度窒息
E. 苍白窒息，全身皮肤苍白，仅口唇呈暗紫色

18. 提倡母乳喂养通常多长时间（　）。

A. 4 个月
B. 6 个月
C. 8 个月
D. 10 个月
E. 12 个月

19. 下列哪项是需要夫妇同治的妇科炎症（　）。

A. 外阴炎
B. 前庭大腺炎
C. 老年性阴道炎
D. 滴虫性阴道炎
E. 慢性宫颈炎

20. 患者，52 岁。绝经 3 年后出现阴道流血已近 2 个月。检查：宫颈光滑，子宫略饱满，两侧附件（-）。为明确诊断宜选择下列哪一项检查（　）。

A. 宫腔检查
B. 分段诊刮
C. 阴道镜检查后行宫颈活组织检查
D. 阴道后穹隆涂片细胞学检查
E. 宫颈刮片细胞学检查

21. 足月妊娠孕妇，患有外阴、阴道、宫颈尖锐湿疣，最恰当的处理措施是（　）。

A. 阴道分娩困难再剖宫产
B. 经阴道分娩
C. 先治疗尖锐湿疣后剖宫产
D. 先治疗尖锐湿疣后经阴道分娩
E. 剖宫产

22. 下列哪一项不是双合诊能检查到的部位（　）。

A. 子宫大小形状
B. 子宫直肠凹
C. 附件情况
D. 宫颈软硬度
E. 阴道深度

23. 下列哪一项关于念珠菌性阴道炎的描述不妥（　）。

A. 妊娠是最常见的诱因
B. 糖尿病患者易患此病
C. 接受大量雌激素治疗者易患此病
D. 常用抗生素可抑制其生长
E. 寄生于阴道、口腔、肠道的念珠菌

24. 关于无排卵性功能失调性子宫出血，下列描述正确的是（　）。

A. 月经周期紊乱，经期长短不一
B. 子宫内膜呈分泌期改变
C. 基础体温呈双相型
D. 出血时伴有下腹痛
E. 月经稀少

25. 18 岁女学生，骑自行车与三轮车相撞，自觉外阴疼痛难忍并肿胀就诊，根据其特点可能发生的是下列哪一项（　）。

A. 大阴唇裂伤
B. 大阴唇血肿
C. 阴道前庭损伤
D. 前庭大腺肿大及出血
E. 小阴唇裂伤

26. 胎盘在妊娠后几周形成（　）。

A. 12 周

B. 14 周
C. 16 周
D. 18 周
E. 20 周

27. 某女，初孕妇。于娩出胎儿后突然出现原因不明的休克，并出现烦躁不安、寒战、呕吐等。经过前驱症状之后，出现呛咳、呼吸困难、发绀、抽搐，数分钟后死亡。该患者最可能的诊断是（　）。
A. 重度子痫
B. 胎盘植入
C. 先兆子宫破裂
D. 羊水栓塞
E. 产后出血

28. 细菌性阴道炎白带特点为（　）。
A. 灰黄色泡沫状
B. 脓血性
C. 稀薄黄水样
D. 灰白色稀薄有恶臭味
E. 白色稠厚呈豆渣样

29. 了解胎儿宫内发育情况的人工监护方法为（　）。
A. 测量子宫底高度
B. 听诊胎心
C. B 超
D. 测量血压
E. 测量孕妇的骨盆各径线

30. 关于产褥感染的防治，下述哪项不妥（　）。
A. 产褥期保持外阴清洁
B. 产时尽量少做肛查
C. 加强孕期保健
D. 掌握阴道检查适应证
E. 产前、产时常规用抗生素

31. 当胎头下降至阴道口仰伸时，胎儿双肩径进入（　）。
A. 骨盆入口前后径
B. 骨盆入口横径
C. 骨盆入口斜径
D. 中骨盆前后径
E. 中骨盆横径

32. 新生儿出生后全身皮肤呈青紫色，呼吸浅表，心率 110 次/分，但肌张力好，对刺激有反应，对该新生儿的首先处理是（　）。
A. 保暖
B. 刺激呼吸
C. 氧气吸入
D. 人工呼吸
E. 清理呼吸道

33. 雌、孕激素的协同产生反馈作用，下列哪项表现正确（　）。
A. 子宫平滑肌对缩宫素的敏感性上
B. 输卵管蠕动强度
C. 阴道上皮细胞角化现象的变化
D. 乳腺的发育
E. 宫颈黏液的变化

34. 有关滋养细胞疾病的说法，下列哪一项是错误的（　）。
A. 尿 hCG 测定超过 50 万 U/L 即可诊断
B. 对 40 岁以上子宫迅速增大者宜手术切除子宫
C. 葡萄胎清宫后体内 hCG 在 1 周内迅速消失
D. 侵蚀性葡萄胎与绒毛膜癌的主要区别是有无绒毛结构
E. 侵蚀性葡萄胎仅继发于葡萄胎后

35. 吸宫术后持续阴道出血、发热、下腹痛是因为（　）。

A. 空气栓塞

B. 吸宫不全并感染

C. 吸宫不全

D. 子宫穿孔

E. 人工流产综合征

二、多选题（以下每道考题有5个备选答案，每题至少有2个正确答案）

1. 关于妊娠期内分泌系统的变化，下列正确的是（　）。

A. 妊娠末期腺垂体明显增生肥大

B. 雌激素促使卵泡发育但无成熟排卵

C. 催乳激素随妊娠进展而增加

D. 雌、孕激素对丘脑下部产生负反馈作用

E. 妊娠期醛固酮分泌增多

2. 妊娠32周胎儿发育的特征是（　）。

A. 胎儿身长约40cm

B. 胎儿体重约1000g

C. 皮肤深红

D. 睾丸下降

E. 面部毳毛已脱落

3. 患者，女性，35岁。因子宫肌瘤拟在硬膜外阻滞麻醉下行全子宫切除术，在术前一天的准备中正确的是（　）。

A. 阴道冲洗后涂甲紫的部位为穹隆部

B. 晚饭减量、进软食，午夜后禁食

C. 备皮

D. 睡前可口服镇静安眠药

E. 睡前给予肥皂水灌肠

4. 与中骨盆平面相关联的包括（　）。

A. 耻骨联合下缘

B. 坐骨棘

C. 第四、五骶椎之间

D. 骶岬

E. 骶结节韧带

5. 产妇分娩时行会阴左侧切，产后正确的护理方法（　）。

A. 0.1%苯扎溴铵消毒液擦洗，每日2次

B. 外阴水肿用50%硫酸镁湿热敷

C. 左侧卧位

D. 伤口红肿者用红外线照射

E. 5天拆线

6. 经前期紧张综合征可能与下列哪项因素有关（　）。

A. 缺乏维生素A

B. 缺乏维生素B

C. 雌、孕激素比例失调

D. 精神因素

E. 中枢神经传递

7. 患者，34岁。孕3流产1生2，行经腹输卵管结扎术，术后护理正确的是（　）。

A. 出院时嘱咐1个月后来院复查

B. 术后5天拆线，做好记录

C. 术后卧床24小时以上

D. 观察伤口有无渗血

E. 术后6小时督促排尿

8. 糖尿病产妇娩出的新生儿特点是（　）。

A. 高血糖

B. 抵抗力低下

C. 低血糖

D. 高胆红素

E. 巨大儿

9. 妊娠期与乳腺发育有关的激素有（　）。

A. 人胎盘生乳素

B. 人绒毛膜促性腺激素

C. 雌激素
D. 卵泡刺激素
E. 孕激素

10. 阴道黏膜的周期性变化正确的是（　）。
A. 排卵后，表层细胞出现角化
B. 排卵后阴道黏膜充血明显
C. 排卵前，阴道上皮的厚度增加
D. 排卵前，脱落的细胞多为角化前细胞
E. 排卵后，阴道上皮细胞大量脱落

11. 妊娠合并肝炎，护理措施包括（　）。
A. HBsAg 阳性产妇可以母乳喂养
B. 所有物品严格消毒
C. 产后母婴同室
D. 分娩后遵医嘱选择对肝脏损害小的抗生素
E. 为患者提供良好的休息和进食环境

12. 有关新生儿臀红的护理，正确的方法是（　）。
A. 便后用温开水洗臀
B. 涂鞣酸软膏
C. 涂鱼肝油软膏
D. 勤换尿布，保持干燥
E. 用 60W 灯泡距离 25cm 左右照臀部

13. 下列临床表现中哪些符合多囊卵巢综合征的诊断（　）。
A. 主要症状是月经不规律
B. 多毛、不孕、肥胖
C. B 超见两侧卵巢增大
D. 月经经期正常，经量偏多
E. 基础体温测定呈双相型

14. 下列关于“冰冻骨盆”说法错误的是（　）。
A. 产后物理降温过度所致
B. 严重的急性盆腔结缔组织炎、急性输卵管炎引起的
C. 分娩时产妇发生大出血，导致血容量急剧减少而休克引起的
D. 由外界环境温度低所引起的，常见于冬季分娩者
E. 产时忽略了为产妇保暖，分娩时消耗大量能量，分娩后未能及时补足而体温降低引起的

15. 高危妊娠患者用仪器监护措施有（　）。
A. B 型超声
B. 胎心听诊
C. 电子胎心监护
D. 胎儿心电图监测
E. 产程图

16. 下列属于外阴炎临床表现的是（　）。
A. 排尿时外阴灼痛
B. 白带增多呈脓性
C. 外阴皮肤瘙痒
D. 外阴皮肤充血、肿胀
E. 外阴皮肤溃疡或湿疹

17. 关于胎心音听诊，下列哪些是正确的（　）。
A. 呈单音
B. 与脐带杂音一致
C. 在胎儿肢体侧最清晰
D. 与母亲的心率一致
E. 胎心率为 120~160 次/分

18. 导致晚期产后出血的原因包括（　）。
A. 胎盘、胎膜残留
B. 蜕膜残留
C. 子宫胎盘附着部位复旧不全
D. 剖宫产术后子宫伤口裂开
E. 产褥感染

19. 短效口服避孕药的主要作用机制为（　）。
A. 杀死精子

B. 抑制排卵
C. 阻碍孕卵着床
D. 使宫颈黏液稠厚
E. 改变输卵管蠕动

20. 患者，女性，28岁。已婚，自诉白带增多，外阴瘙痒伴灼热感1周。妇科检查：阴道黏膜充血（++），有散在红色斑点，白带呈泡沫状、灰黄色、质稀薄、有腥臭味。在本病的预防中，正确的是（　）。
A. 改善公共卫生设施，切断传染途径
B. 被褥、内裤等要勤换，用开水烫或煮沸消毒
C. 早发现，早治疗
D. 应注意合理使用抗生素和雌激素
E. 医疗单位注意消毒隔离，防止交叉感染

三、案例分析题（每个案例至少有3个提问，每个提问有多个备选答案，其中正确答案有1个或几个）

（1~2题共用题干）

病历摘要：某新生儿日龄7天，于生后3天开始出现皮肤黄染，昨起加重，一般状况好，食奶好，无呕吐，肝脾未触及。检查示：白细胞正常，血清胆红素17μmol/L，以间接胆红素为主。

1. 此现象最有可能的诊断是（　）。
A. 核黄疸（胆红素脑病）
B. 新生儿生理性黄疸
C. 新生儿败血症
D. 新生儿ABO溶血
E. 新生儿肝炎综合征

2. 新生儿生理性黄疸消退时间在出生后（　）。
A. 4~5天
B. 6~8天
C. 7~10天
D. 11~12天
E. 14天

（3~9题共用题干）

病历摘要：患者，30岁。孕1产0，孕38周。产前检查测血压为150/106mmHg，双下肢水肿（+），自觉轻度头晕不适，无呕吐，胃纳一般。检查：WBC 7×10^9/L，Hb 100g/L，尿蛋白（++）。

3. 该患者应首先考虑哪种疾病（　）。
A. 中度妊高征
B. 轻度妊高征
C. 重度妊高征
D. 先兆子痫
E. 妊娠合并慢性肾炎

4. 对该患者应采取哪些护理措施（　）。
A. 右侧卧位
B. 左侧卧位
C. 平卧位
D. 低盐、低蛋白饮食
E. 高盐、高蛋白饮食

5. 治疗3天后，患者情况无明显好转，今早突然诉头晕、头痛、呕吐、视物模糊，眼前有时出现飞絮状物，测量血压186/120mmHg。根据以上情况，应重新考虑什么诊断（　）。
A. 重度妊娠期高血压疾病，子痫
B. 重度妊娠期高血压疾病，先兆子痫
C. 中度妊娠期高血压疾病
D. 轻度妊娠期高血压疾病
E. 脑出血

6. 对该患者应马上采取什么护理措施（　）。
A. 立即报告医生

B. 备好急救用物
C. 患者尽可能取仰卧位
D. 置暗室环境
E. 牙关紧闭者用压舌板裹纱块放上下门齿之间

7. 重度妊高征诱发常见的产科并发症不包含（　）。
A. 前置胎盘
B. 早产
C. 脐带脱垂
D. 胎盘早剥
E. 弥散性血管内凝血

8. 硫酸镁是当前治疗妊娠期高血压疾病最常用的药物，硫酸镁加入葡萄糖静脉滴注前，须注意（　）。
A. 测量脉搏和呼吸
B. 勿使药液漏在血管外面，以免引起局部刺激和疼痛
C. 尿量每小时不少于 25ml，24 小时尿量 600ml 以上
D. 检查膝反射是否存在
E. 必须备有解毒的钠剂

9. 妊娠期高血压疾病使用硫酸镁解痉时，应停用药物的情况是（　）。
A. 血压 130/90mmHg
B. 膝反射消失
C. 自觉症状减轻
D. 尿量 700ml/h
E. 甲醛

（10~13 题共用题干）

病历摘要：某妇女，50 岁。孕 0 产 0，“月经”不规则伴白带带血 3 个月，有高血压史，血压 158/98mmHg，尿蛋白（-），尿糖（+）。妇科检查：外阴、阴道（-），宫颈轻度糜烂、质中、无出血，宫颈平、体稍大、稍软、形态正常。

10. 该病最有可能是（　）。
A. 子宫肌炎
B. 功能失调性子宫出血
C. 子宫肌瘤
D. 子宫体癌
E. 子宫颈癌

11. 最佳的治疗方法是（　）。
A. 化疗
B. 放疗
C. 广泛子宫全切 + 盆腔淋巴清扫术
D. 子宫全切 + 双附件切除术
E. 子宫全切

12. 恶性度最高的子宫内膜癌是（　）。
A. 腺棘皮癌
B. 腺鳞癌
C. 腺癌
D. 腺瘤样增生
E. 非典型增生

13. 下面哪些是诊断早期子宫内膜癌简便可靠的方法（　）。
A. 宫颈涂片送病理检查
B. 分段诊刮送病理检查
C. 宫腔镜检查
D. 宫腔冲洗细胞学检查
E. 后穹隆积液涂片送病理检查

（14~16 题共用题干）

病历摘要：孕 35 周，少量阴道流血 1 天入院，不伴腹痛。查：宫底剑突下 4 横指，LSA 臀浮，胎心 150 次/分，骨盆正常，阴道无活动性出血，无宫缩，宫口未开，一般情况好。

14. 该情况下恰当的处理是（　）。
A. 立即剖宫产
B. 人工破膜
C. 期待疗法
D. 臀位牵引术
E. 缩宫素滴注引产

15. 前置胎盘正确的处理是（　）。
A. 凡胎儿死亡均从阴道分娩
B. 疑前置胎盘，肛查宜轻柔
C. 肛查了解宫口开大情况，决定分娩方式
D. 有阴道出血即终止妊娠
E. 大出血时不需阴道检查，即行剖宫产

16. 关于流产的临床表现，下述哪项是错误的（　）。
A. 常见是腹痛，继而阴道流血
B. 主要症状是阴道流血和腹痛
C. 孕 8 周前流产，易发生不全流产
D. 孕 2 个月余流产，易发生完全性流产
E. 孕 3 个月余流产往往先排出胎儿和胎盘

（17～21 题共用题干）

病历摘要：某妇女，30 岁。会阴侧切，顺产后第 1 天，下腹部阵痛。查：子宫于脐下一横指、硬，双侧附件压痛（-），子宫无压痛，恶露无臭味。检查提示：体温 37.8℃，心率 86 次/分，呼吸 20 次/分，血压 110/70mmHg；血常规：WBC 12×10^9/L，分类 60%。

17. 此产妇诊断可能性最大的是（　）。
A. 子宫内膜炎
B. 产后宫缩痛
C. 子宫收缩不良
D. 产褥感染
E. 胎盘残留

18. 会阴侧切护理，哪些是不正确的（　）。
A. 嘱产妇向伤口患侧卧位
B. 保持会阴清洁、干燥
C. 每天冲洗会阴 3 次
D. 会阴伤口红肿感染可提前拆线
E. 会阴水肿者，产后立即用频谱仪照会阴

19. 关于产后出血的预防，下述哪一项是正确的（　）。
A. 早孕合并急性肝炎应积极治疗，然后行人工流产
B. 凡有血液病不宜妊娠者应劝其避孕
C. 提高接产技术，减少软产道损伤
D. 仔细检查胎盘、胎膜是否完整
E. 双胎孕妇，第一胎娩出后立即肌注缩宫素

20. 临床上产妇第一死亡原因是（　）。
A. 产后出血
B. 产褥感染
C. 妊娠期高血压病
D. 妊娠合并心脏病
E. 羊水栓塞

21. 下列关于产后出血原因，哪项是正确的（　）。
A. 宫缩乏力
B. 完全性植入胎盘
C. 产道撕裂
D. 全身性出血性疾病
E. 凝血功能障碍

（22～25 题共用题干）

病历摘要：妊娠期高血压疾病患者，正常分娩，胎盘自然娩出时失血不多，产后突然发生面色苍白、血压下降、脉搏细弱。

22. 下列哪一项是妊娠期高血压疾病的并发症（　）。
A. 脑出血
B. 胎盘早剥
C. 肾衰竭
D. 弥散性血管内凝血
E. 子宫破裂

23. 下列哪种情况与子宫破裂关系较大（　）。
A. 软产道损伤
B. 额先露
C. 失调性宫缩乏力
D. 胎儿脑积水
E. 横位

24. 关于子宫破裂，下列哪项是正确的（　）。
A. 多发生于经产妇
B. 常见原因是胎儿先露部下降受阻
C. 在子宫瘢痕裂开后如子宫腹膜尚未裂开
D. 子宫如无瘢痕，破裂多发生于第二产程
E. 破裂前有时无病理缩复环

25. 下列哪种情况符合先兆子宫破裂（　）。
A. 血尿
B. 病理性缩复环的出现
C. 胎儿宫内窘迫
D. 血压下降、脉搏增快、面色苍白
E. 产妇烦躁不安

（26~30 题共用题干）

病历摘要：某妇女妊娠 2^+ 月出现阴道流血。妇科检查：阴道有暗红色血，宫颈着色软，子宫如孕 4^+ 月大小，右侧扪及 5cm × 5cm 大小的囊性包块。

26. 下述诊断哪项可能性最大（　）。
A. 陈旧性宫外孕
B. 先兆流产
C. 先兆早产
D. 葡萄胎
E. 双胎妊娠

27. 确诊葡萄胎最可靠的依据是（　）。
A. 停经后不规则阴道流血
B. 停经后阵发性腹痛
C. 阴道流血中查见成串的水泡样组织
D. 子宫比停经月份大
E. 妊娠期高血压疾病出现在妊娠早期

28. 良性葡萄胎之处理，下述哪些选项是正确的（　）。
A. 经确诊应尽快清宫
B. 必须做第二次刮宫
C. 应取近宫壁之刮出物送病理检查
D. 术后均应进行预防性子宫切除
E. 40 岁以上患者，滋养层细胞增生明显可实施预防性化疗

29. 下列临床表现哪些项目与良性葡萄胎相符（　）。
A. 阴道流血
B. 贫血
C. 妊娠期高血压疾病
D. 甲亢
E. 痰中带血

30. 妇科检查后患者阴道流血增多伴有阵发性腹痛，血压 85/60mmHg，脉搏 100 次/分，血红蛋白 85g/L，白细胞 $9 \times 10^9/L$，中性 0.78。目前的处理以哪项为最佳（　）。
A. 输液输血
B. hCG 测定
C. 抗休克同时立即吸宫
D. 静滴抗生素
E. B 型超声检查

（31~35 题共用题干）

病历摘要：某 40 岁妇女，月经增多及经期延长 1 年，经体格检查考虑为子宫肌瘤。

31. 关于子宫肌瘤的症状，下列哪项是错误的（ ）。
A. 黏膜下肌瘤出现症状早
B. 子宫肌瘤无论大小均可引起月经过多
C. 一般情况下不发生疼痛
D. 可引起不孕
E. 浆膜下肌瘤出现症状晚

32. 肌瘤的疼痛症状，哪项正确（ ）。
A. 一般情况下不发生疼痛
B. 浆膜下肌瘤蒂扭转时可发生疼痛
C. 肌瘤红色变性，可产生疼痛
D. 黏膜下肌瘤，刺激宫缩可产生疼痛
E. 是痛经的主要原因

33. 肌壁间肌瘤的临床表现哪项是正确的（ ）。
A. 不孕
B. 经量增多，经期延长
C. 有时下腹部可扪及包块
D. 白带增多
E. 进行性痛经

34. 浆膜下子宫肌瘤最常见的症状错误的是（ ）。
A. 下腹部包块
B. 痛经
C. 继发性贫血
D. 月经量过多
E. 血性白带

35. 关于子宫肌瘤手术指征，下述哪项是错误的（ ）。
A. 症状明显，导致贫血
B. 黏膜下肌瘤突出宫颈口者
C. 子宫孕3个月大小
D. 肌瘤小，无症状，年近绝经期
E. 肌瘤影响生育，患者要求生育

（36~41题共用题干）

病历摘要：某已婚妇女，30岁。5天前到公共浴池盆浴，浴后外阴痒、灼热、疼痛。妇科检查：白带多，稀薄黄色，呈泡沫状，阴道壁充血，宫颈光滑。

36. 临床上应考虑以下疾病（ ）。
A. 真菌性阴道炎
B. 滴虫性阴道炎
C. 慢性宫颈炎
D. 急性盆腔炎
E. 淋病

37. 为确定诊断，进一步检查是（ ）。
A. 双合诊
B. 三合诊
C. 阴道镜检查
D. 白带悬滴镜检
E. 血培养

38. 镜检白带滴虫（+），首选药物是（ ）。
A. 广谱抗生素
B. 甲硝唑
C. 青霉素
D. 制霉菌素
E. 达克宁软膏

39. 局部用哪种溶液冲洗为佳（ ）。
A. 1∶5000新洁尔灭
B. 1∶5000高锰酸钾
C. 1%乳酸
D. 5%碳酸氢钠
E. 生理盐水

40. 滴虫性阴道炎，治疗期间注意事项包括（ ）。
A. 被褥、内裤勤洗晒
B. 白带检查阴性为治愈
C. 治疗期间避免性交

D. 已婚男女同时治疗

E. 哺乳期妇女禁用甲硝唑

41. 在女工较多、滴虫性阴道炎发病率较高的工厂，为预防其传播，应采取的措施为（　）。

A. 做好卫生宣传，说明重要意义

B. 积极治疗患者及带虫者

C. 改坐便为蹲便

D. 改盆浴为淋浴

E. 预防性服用甲硝唑

（42~45 题共用题干）

病历摘要：蔡女士，26 岁。停经 20 周做产前检查，医生做骨盆外测量，髂前上棘间径 26cm，髂嵴间径 28cm，骶耻外径 19.5cm，出口横径 9.5cm，检查骶骨凹正常。查体：精神好，胎心 142 次/分，血压 96/70mmHg。

42. 该产妇的骨盆诊断为（　）。

A. 扁平骨盆

B. 均小骨盆

C. 横径狭窄骨盆

D. 漏斗骨盆

E. 正常骨盆

43. 骨盆轴是指（　）。

A. 骨盆腔中心线

B. 骨盆腔各平面中心线

C. 骨盆腔各平面假想线

D. 贯穿骨盆腔各平面弯曲的弓状线

E. 贯穿骨盆腔各假想平面中心点的曲线，呈弯曲弓状线

44. 为蔡女士进行产前检查，关于四步触诊法哪些正确（　）。

A. 第一步估计胎儿大小与妊娠周数是否相符

B. 第一步同时了解子宫底部是胎头还是胎臀

C. 第二步触诊主要查胎背、四肢的位置

D. 第一、二步检查均面向孕妇足部

E. 第三步主要检查先露大小

45. 蔡女士末次月经为 2006 年 2 月 10 日，预产期是（　）。

A. 2006 年 9 月 12 日

B. 2006 年 10 月 12 日

C. 2006 年 11 月 30 日

D. 2006 年 11 月 17 日

E. 2006 年 11 月 4 日

参考答案

一、单选题

1. A	2. D	3. E	4. C	5. E	6. C	7. A	8. B	9. C	10. D
11. B	12. A	13. B	14. B	15. E	16. E	17. A	18. D	19. D	20. B
21. E	22. B	23. D	24. A	25. B	26. A	27. D	28. D	29. E	30. E
31. C	32. E	33. D	34. C	35. B					

二、多选题

1. ACDE	2. ACDE	3. BCDE	4. ACD	5. ABDE
6. BCDE	7. ABDE	8. BCDE	9. ACE	10. ABCD
11. ABDE	12. ABCD	13. ABC	14. ACDE	15. ABCD
16. ACDE	17. BE	18. ABCDE	19. BCD	20. ABCE

三、案例分析题

1. B	2. C	3. A	4. B	5. B
6. ABD	7. AC	8. ABCD	9. B	10. D
11. D	12. B	13. B	14. C	15. E
16. ACDE	17. B	18. AE	19. ABCD	20. A
21. ACDE	22. ABCD	23. E	24. ABCE	25. ABCE
26. D	27. C	28. ABCE	29. ABCD	30. C
31. BE	32. E	33. ABCD	34. BCDE	35. D
36. B	37. CD	38. B	39. BC	40. ACDE
41. ABCD	42. E	43. E	44. ABC	45. D

高级卫生专业技术资格考试用书
妇产科护理学模拟试卷（二）

中国协和医科大学出版社
北　京

模拟试卷（二）

一、单选题（以下每道考题有5个备选答案，请选择1个最佳答案）

1. 临产后灌肠的适应证是（　）。
   A. 胎儿窘迫
   B. 剖宫产史
   C. 阴道流血
   D. 初产妇宫颈口开大3~4cm
   E. 胎位异常

2. 关于慢性盆腔炎的临床表现下列哪一项是错误的（　）。
   A. 下腹部及腰骶部酸痛，常于月经期、劳累后加重
   B. 常有月经失调、经量增多、痛经
   C. 妇科检查子宫呈后位，活动受限
   D. 一般不影响受孕
   E. 可有神经衰弱症状

3. 某女，30岁。停经50天，阴道流血1天，血量超过月经，鲜红色，伴有下腹部坠痛。内诊子宫大小与孕周相符，宫颈内口可容1指，阴道有活动性出血。妊娠试验阳性。此妇女的诊断是（　）。
   A. 稽留流产
   B. 不全流产
   C. 先兆流产
   D. 过期流产
   E. 难免流产

4. 先兆子宫破裂的主要表现为（　）。
   A. 休克
   B. 突然感到剧烈腹痛
   C. 病理性缩复环
   D. 宫颈口不继续扩张
   E. 胎心音消失

5. 直接影响阴道自净作用的激素为（　）。
   A. 雌激素
   B. 孕激素
   C. 促性腺激素
   D. 黄体生成素
   E. 雄激素

6. 纵产式为（　）。
   A. 胎儿先露部的指示点与母体骨盆的关系
   B. 胎头在孕妇宫腔内的方向
   C. 胎儿身体纵轴与母体身体纵轴平行
   D. 最先进入骨盆入口的胎儿部分
   E. 胎儿身体纵轴与母体身体纵轴垂直

7. 枕右前位分娩机制正确的是（　）。
   A. 胎头矢状缝衔接在骨盆入口右斜径上
   B. 胎头枕部遇肛提肌阻力发生俯屈
   C. 胎头下降达到阴道口时出现内旋转动作
   D. 胎头内旋转时，其枕部向右旋转90°
   E. 胎头娩出后，枕部向左旋转90°

8. 患者，49岁。月经紊乱2年，近期月经周期为30~41天，经期长短不一，量多。基础体温呈单相型，宫颈黏液羊齿状结晶呈持续高度影响，此时子宫内膜改变为（　）。
   A. 黄体期
   B. 分泌期

C. 增生期和分泌期
D. 增生过长
E. 分泌期分泌功能不足

9. 患者，39 岁。近 5 个月来月经量增多，经期延长，常出现头晕、乏力。妇科检查：子宫颈口有一个 4cm × 3cm × 2cm 肿瘤，子宫增大如孕 40 天，子宫表面光滑、活动好，附件（-），B 超提示子宫肌瘤。应考虑为（　）。
A. 肌壁间肌瘤
B. 黏膜下肌瘤
C. 浆膜下肌瘤
D. 宫颈腺体囊肿
E. 多发性肌瘤

10. 患者，女性，33 岁。1 年前行人工流产后出现月经失调，拟诊为黄体萎缩不全。若患者行诊断性刮宫，则（　）。
A. 主要并发症是出血、穿孔和感染
B. 不要将内膜全部刮干净以免引起出血
C. 术后观察 20 分钟方可让患者离院
D. 嘱患者术前 3 天禁止性生活
E. 重点刮取两侧子宫角部组织

11. 初产妇，临产前静脉滴注缩宫素，破膜后不久突然出现烦躁不安、呛咳、呼吸困难、发绀，数分钟后死亡。本病例最可能的诊断是（　）。
A. 重度妊高征——子痫
B. 低纤维蛋白原血症
C. 羊水栓塞
D. 重型胎盘早剥
E. 妊娠合并心衰

12. 某患者肠梗阻手术后出现神情淡漠，肌肉软弱无力，腹胀，心律不齐，心动过速。其发生的主要原因是（　）。
A. 高血钾
B. 低血钾
C. 代谢性碱中毒
D. 代谢性酸中毒
E. 以上都不对

13. 关于月经周期中宫颈黏液的变化，下列描述不正确的是（　）。
A. 雌激素使宫颈黏液分泌量增多，稀薄而透明
B. 孕激素使宫颈黏液分泌量减少，但伸展性增强
C. 雌激素使宫颈黏液拉丝度达 10cm 以上
D. 孕激素使宫颈黏液中结晶逐步模糊
E. 排卵期雌激素对宫颈分泌物影响

14. 下列哪项描述与阴道毛滴虫形态相符（　）。
A. 呈梨形，前端尖
B. 顶端有鞭毛，体无波动膜
C. 活滴虫呈无色透明水滴状
D. 有滋养体和包囊期
E. 有芽胞

15. 赵某，妊娠 38 周，下肢水肿 1 周，头痛半天，无恶心呕吐，胎心率 132 次/分，血压 160/110mmHg，下肢水肿（++），尿蛋白（++）。应考虑（　）。
A. 妊娠合并慢性肾炎
B. 妊娠水肿
C. 妊娠合并肝炎
D. 中度妊高征
E. 先兆子痫

16. 坐骨结节间 7cm，后矢状径 7.5cm，足月妊娠。正确的分娩方式为（　）。
A. 自然分娩

B. 会阴侧切术
C. 胎头吸引术
D. 产钳术
E. 剖宫产术

17. 初产妇，胎儿娩出后无阴道流血，胎盘娩出后阴道流血不断，时多时少，1 小时内出血量超过 600ml，血压 80/50mmHg，脉搏 126 次/分。此时应采取的紧急措施是（　）。
A. 为宫颈裂伤，立即缝合
B. 为阴道血肿，立即处理
C. 检查凝血功能，并输入纤维蛋白原
D. 静注麦角新碱加强宫缩
E. 快速输液、输血

18. 患者，女性，21 岁。上班途中不慎掉入污水沟，会阴部有擦伤，未做处理。第 3 日体温 39.2℃，且感会阴部肿痛。此时最可能的是（　）。
A. 处女膜破裂
B. 小阴唇裂伤
C. 大阴唇裂伤
D. 巴氏腺囊肿
E. 重度感冒

19. 患者，女性，38 岁。外阴瘙痒，白带增多。检查：白带找到滴虫和念珠菌。该患者应选用哪一种药物塞阴道（　）。
A. 甲硝唑
B. 制霉菌素
C. 曲古霉素
D. 己烯雌酚
E. 卡巴肿

20. 子宫内膜异位症大多位于盆腔内，发生率最高的部位是（　）。
A. 子宫骶骨韧带
B. 直肠阴道隔
C. 腹膜
D. 直肠子宫陷凹
E. 卵巢

21. 关于黄体生成素，下列描述不正确的是（　）。
A. 少量的促卵泡素协同，使卵泡分泌雌激素
B. 定量的促卵泡素共同作用下导致卵泡成熟
C. 陡直高峰出现在成熟卵泡发生排卵前 24 小时左右
D. 血中陡直高峰于 24 小时左右骤降
E. 月经来潮时出现第二次陡直高峰

22. 女性生殖道最常见的良性肿瘤是（　）。
A. 卵巢黏液性囊腺瘤
B. 卵巢黄体囊肿
C. 卵巢浆液性囊腺瘤
D. 子宫肌瘤
E. 卵巢皮样囊肿

23. 患者，女性，孕 39 周，护理评估发现曾有子宫肌瘤史，现有发热、无宫缩。最有可能发生的是（　）。
A. 肌瘤囊性变性
B. 肌瘤恶性变
C. 早产
D. 玻璃样病变
E. 肌瘤红色变性

24. 某女，第一胎，足月顺产，胎儿体重 4000g。当胎儿娩出后，即阴道出血约 550ml，血液持续不断，呈鲜红色，很快凝成血块，此时胎盘尚未娩出。根据上述情况，考虑出血原因的最大可能是（　）。
A. 巨大儿

B. 胎盘滞留
C. 软产道损伤
D. 胎盘植入
E. 凝血功能障碍

25. 良性卵巢肿瘤最常见的并发症为（　）。
A. 内出血
B. 恶变
C. 蒂扭转
D. 感染
E. 破裂

26. 功能失调性子宫出血是指（　）。
A. 子宫肌瘤引起的出血
B. 流产引起的出血
C. 下丘脑–垂体–卵巢轴功能紊乱引起的出血
D. 子宫颈息肉引起的出血
E. 妊娠并发症引起的出血

27. 刘女士，26 岁。孕 38 周，头位。估计胎儿 4100g，临产 16 小时，宫颈扩张 1cm，静脉滴注缩宫素，4 小时宫颈扩张 9cm，产妇烦躁不安，疼痛难忍，见脐下 1 指处呈环状凹陷，有压痛，胎心 132 次/分。此时最适宜的处理是（　）。
A. 继续静滴待宫口开全后阴道助产
B. 即行产钳助产术
C. 停止静滴即刻行剖宫产术
D. 即行胎头吸引术
E. 即刻乙醚全麻经阴道分娩

28. 黄体萎缩不全致子宫内膜脱落不全者，基础体温的特征符合下列哪一项（　）。
A. 基础体温呈双相，下降缓慢
B. 基础体温呈双相，下降迅速
C. 基础体温呈单项，下降缓慢
D. 基础体温呈双相，下降迅速
E. 基础体温呈双相，无下降

29. 下列哪项组合是正确的（　）。
A. 滴虫性阴道炎——豆渣样分泌物
B. 念珠菌性阴道炎——泡沫状分泌物
C. 慢性宫颈炎——脓性分泌物
D. 细菌性阴道炎——血性分泌物
E. 老年性阴道炎——黏液样分泌物

30. 患者，女性，29 岁。于 3 年前经阴道自然分娩一健康男婴。现进行妇科查体，其宫颈正常，则形状应该是（　）。
A. 纵椭圆形
B. 圆形
C. 梯形
D. 横椭圆形
E. 横裂状

31. 患者，女性，39 岁。护理评估发现，左下腹肿块多年，如孕 11 周大小，B 超提示卵巢肿瘤，昨天排便后突感左下腹持续性疼痛，继而肿块稍有增大、拒按。可能性最大的是（　）。
A. 囊肿蒂扭转
B. 囊肿破裂
C. 囊内感染
D. 囊内出血
E. 恶性病变

32. 阴道手术后护理要点，下列哪一项不正确（　）。
A. 用消毒会阴垫，保持局部清洁、干燥
B. 会阴Ⅲ度撕裂修补术后 5 天内给予少渣半流质饮食
C. 阴道内纱布须在手术后 48 小时内取出
D. 应控制 5 天内不解大便

E. 术后第 3 天服液状石蜡 30ml，使粪便软化

33. 妊娠晚期羊水主要来自于（　）。
A. 母体血清经羊膜的透析液
B. 胎儿尿液
C. 胎儿呼吸道黏膜的透析液
D. 胎儿皮肤的透析液
E. 脐带表面的透析液

34. 孕 38 周，突感到剧烈腹痛伴有少量阴道流血。检查：血压 150/110mmHg，子宫似足月妊娠大小，硬如木板、有压痛，胎心 90 次/分，胎位不清。最大可能是（　）。
A. 不完全性子宫破裂
B. 临产
C. 早产
D. 前置胎盘
E. 胎盘早期剥离

35. 患者，52 岁。白带有血 2 个月。妇科检查：宫颈中度糜烂易出血，子宫大小正常，阴道镜下多点活检报告为重度非典型增生。其处理下列哪一项最恰当（　）。
A. 子宫根治术
B. 子宫全切除术
C. 诊断性刮宫
D. 定期随访
E. 激光治疗

二、多选题（以下每道考题有 5 个备选答案，每题至少有 2 个正确答案）

1. 下列妇科检查注意事项中哪项恰当（　）。
A. 阴道出血照常检查
B. 检查前排尿
C. 台垫应每人更换
D. 做好心理护理
E. 未婚者用肛腹诊

2. 引起尿瘘的原因有（　）。
A. 分娩时由于骨盆狭窄软产道受压过久
B. 产钳术损伤软产道
C. 慢性咳嗽
D. 长期便秘
E. 手术因解剖层次不清误伤膀胱

3. 对高危孕妇的处理正确的是（　）。
A. 应用胎儿监测仪及时发现异常情况
B. 给产妇吸氧
C. 发现胎儿窘迫，均做剖宫产
D. 凡威胁母儿健康，不管胎儿成熟程度即终止妊娠
E. 做好新生儿窒息抢救工作

4. 锁骨下静脉输液法用于（　）。
A. 长期不能进食者
B. 较长时间需化疗者
C. 紧急放置心内起搏器者
D. 需迅速补液者
E. 需测定中心静脉压者

5. 某孕妇，38 岁。妊娠 11 周，休息时仍胸闷、气急。检查：脉搏 120 次/分，呼吸 22 次/分，心界向左侧扩大，心尖区有Ⅱ级收缩期杂音，性质粗糙，肺底有湿啰音。不恰当的处理是（　）。
A. 立即终止妊娠
B. 限制钠盐摄入
C. 加强产前监护
D. 控制心衰后继续妊娠
E. 控制心衰后终止妊娠

6. 属于高危妊娠范畴的是（　）。
A. 妊娠发生泌尿道感染
B. 妊娠时期发生上呼吸道感染
C. 妊娠合并心脏病
D. 前置胎盘
E. 妊娠合并糖尿病

7. 新生儿重度窒息，复苏后正确的护理是（　）。
A. 延迟哺乳
B. 观察心率、体温
C. 观察面色及哭声
D. 保持呼吸道通畅
E. 预防感染

8. 可采用口服避孕药避孕的妇女不包括（　）。
A. 46 岁健康妇女
B. 33 岁产后 1 年妇女
C. 25 岁再生障碍性贫血患者
D. 37 岁吸烟妇女
E. 31 岁哺乳期妇女

9. 防止子宫脱垂的要点有（　）。
A. 积极开展计划生育
B. 产褥早期参加体力劳动
C. 接产时尽量避免损伤
D. 孕期做产前运动
E. 防治便秘

10. 妊高征孕妇肾功能受损，表现在（　）。
A. 肌酐浓度升高
B. 尿酸浓度升高
C. 肾小球通透性增加
D. 肾小球滤过率增加
E. 尿量增加

11. 预防子宫内膜异位症的措施，哪些是正确的（　）。
A. 尽早发现和治疗生殖道异常
B. 剖宫手术时注意保护切口
C. 经期避免不必要盆腔检查
D. 月经干净后 3～7 天行输卵管通畅试验
E. 人流术时吸管应缓慢拔出

12. 关于侵蚀性葡萄胎与绒毛膜癌的鉴别，错误的是（　）。
A. 尿中 hCG 高者为绒毛膜癌
B. 前次妊娠为足月产者是绒毛膜癌
C. 有肺转移者为绒毛膜癌
D. 镜下见不到绒毛结构者为侵蚀性葡萄胎
E. 症状严重者为绒毛膜癌

13. 羊水过多的护理诊断正确的有（　）。
A. 预感性悲哀
B. 睡眠型态紊乱
C. 潜在并发症
D. 有围产儿受损危险
E. 功能障碍性悲哀

14. 能反映雌激素分泌水平的方法有（　）。
A. 子宫内膜呈增生期变化
B. 基础体温高温相
C. 阴道脱落细胞大部分为角化细胞
D. 尿雌三醇测定
E. 宫颈黏液形成羊齿状结晶

15. 引起子宫收缩乏力的原因是（　）。
A. 子宫过度膨胀
B. 产妇体力衰竭
C. 过度使用镇静剂
D. 精神紧张
E. 产后尿潴留

16. 有关月经生理的叙述，正确的是（　）。
A. 月经期一般无特殊症状
B. 初潮年龄一般为 12~18 岁
C. 经血全是血液
D. 经血呈暗红色
E. 月经第 1 次来潮称初潮

17. 胎盘早剥易发生产后大出血，常见原因有（　）。
A. 子宫胎盘卒中
B. 子宫下段收缩力弱
C. 凝血功能障碍
D. 子宫下段易撕裂
E. 胎盘植入

18. 对妊娠合并心脏病患者，下列护理措施正确的是（　）。
A. 每日至少睡眠 10 小时
B. 进无盐饮食
C. 积极纠正便秘者
D. 心功能Ⅲ级以上者，记出入量
E. 防止受凉

19. 关于卡介苗接种，下列哪些是正确的（　）。
A. 难产儿出生 24 小时后接种
B. 正常新生儿出生 12 小时后接种
C. 体重 <2500g 的早产儿暂缓接种
D. 严重呕吐、腹泻者暂缓接种
E. 体温 37.5℃以上者可以接种

20. 以下属于产力的是（　）。
A. 肛提肌收缩力
B. 腹肌收缩力
C. 坐骨海绵体肌收缩力
D. 膈肌收缩力
E. 子宫收缩力

三、案例分析题（每个案例至少有 3 个提问，每个提问有多个备选答案，其中正确答案有 1 个或几个）

（1~3 题共用题干）

病历摘要：某孕妇，28 岁。胎膜破 2 天临产入院。入院当天自然分娩，产后第 3 天侧切伤口红、肿、疼痛，压之有稀淡脓液流出，体温 38℃。

1. 产褥病的定义是（　）。
A. 产褥期内两次体温达到或超过 38℃者
B. 产后 24 小时至 10 天内每 6 小时测口腔体温一次，有连续两次达到或超过 38℃者
C. 产后 10 天每 6 小时量体温一次，有两次达到或超过 38℃者
D. 产后 24 小时至 10 天内每 6 小时测口腔体温一次，有连续两次达到或超过 39℃者
E. 产后 24 小时后每 6 小时测口腔体温一次，体温两次达到或超过 38℃

2. 关于产褥感染的细菌及病况，下列哪项是正确的（　）。
A. β-溶血性链球菌致病力最强，可致败血症
B. 大肠杆菌产生内毒素引起出血性休克
C. 淋球菌不会引起产褥感染
D. 葡萄球菌感染宫腔引起产后出血
E. 厌氧链球菌不是产褥感染常见致病菌

3. 对该产妇的护理，下列哪些是错误的（　）。
A. 卧床休息，产妇取半卧位，有利于恶露排出
B. 即予 1∶5000 高锰酸钾溶液坐浴

C. 保持外阴清洁，用消毒液擦洗外阴，每日 2 次
D. 防止交叉感染，严密隔离
E. 产妇体温 38℃以上时应暂停哺乳

（4~10 题共用题干）

病历摘要：患者，女性，25 岁。停经 80 天，腹痛伴阴道流血 3 天，量较多，伴畏寒和肢冷 1 天。查体：面色苍白，血压 80/40mmHg，脉搏 110 次/分。妇科检查阴道内大量血块，宫口开大，有胎盘组织堵塞于宫颈口，子宫如孕 2^+ 月大小，质软。

4. 最有可能的诊断是（　）。
A. 不全流产
B. 先兆流产
C. 不可避免性流产
D. 感染性流产
E. 习惯性流产

5. 下列处理恰当的是（　）。
A. 口服己烯雌酚
B. 肌注黄体酮安胎
C. 输血输液的同时行刮宫术
D. 凝血功能检查
E. 肌注抗生素

6. 静脉输液不慎发生空气栓塞，致死的栓塞部位一般会在（　）。
A. 左房室口
B. 右房室口
C. 主动脉入口
D. 肺动脉入口
E. 上腔静脉

7. 输血前后采用的静脉点滴溶液应是（　）。
A. 5%葡萄糖盐水
B. 5%葡萄糖溶液
C. 碳酸氢钠等渗盐水溶液
D. 复方氯化钠溶液
E. 0.9%氯化钠溶液

8. 输液时，患者主诉胸部不适，随即发生呼吸困难、严重发绀，心前区听诊闻及响亮的持续的“水泡声”，此属（　）。
A. 左心衰竭
B. 空气栓塞
C. 急性肺水肿
D. 过敏反应
E. 发热反应

9. 患者大量输入库血后可能出现（　）。
A. 低血磷
B. 低血钾
C. 低血钙
D. 高血钙
E. 高血钠

10. 大量输血时出现手足抽搐、出血、血压下降，可加用下面哪些药物（　）。
A. 10%葡萄糖酸钙
B. 5%碳酸氢钠
C. 10%氯化钾
D. 11.2%乳酸钠
E. 异丙基肾上腺素

（11~17 题共用题干）

病历摘要：36 周孕妇，因爬坡、上楼时心悸气促就诊。脉搏 88 次/分，呼吸 22 次/分，叩诊心稍向左扩大，听诊心尖区及肺动脉瓣区均有Ⅱ级收缩期吹风性杂音，左肺基底部偶有啰音，下肢水肿（+）。

11. 诊断最可能的是下列哪项（　）。
A. 正常妊娠改变
B. 妊高征性心脏病
C. 心脏病性质待查

D. 风心病，二尖瓣关闭不全
E. 风心病，心衰Ⅰ级

12. 关于妊娠期母体生理变化的说法，下列哪项是不正确的（ ）。
A. 妊娠 32～34 周时心搏量及血容量达高峰
B. 黄体功能于妊娠 10 周后由胎盘取代
C. 肾盂肾炎和胆石症发作与高水平孕激素有关
D. 如胰岛素功能不良，可出现妊娠性糖尿病
E. 不哺乳者垂体生乳素产后 8 周内降至非妊娠时水平

13. 妊娠泌尿系统的变化，下列哪项是错误的（ ）。
A. 肾血流量增加
B. 肾脏负担增加
C. 血中尿素氮高于非孕妇
D. 夜尿量多于日尿量
E. 饭后尿糖可以阳性

14. 妊娠期尿中葡萄糖含量增加，有利于细菌生长。当测量骨盆出口横径 < 8cm 时，应进一步测量（ ）。
A. 出口前矢状径
B. 出口后矢状径
C. 骶耻内径
D. 骶耻外径
E. 耻骨弓角度

15. 骨盆出口后矢状径是指（ ）。
A. 坐骨棘连线中点至尾骨尖的距离
B. 坐骨结节连线中点至 4、5 骶椎间的距离
C. 坐骨棘连线中点至 4、5 骶椎间的距离
D. 坐骨结节连线中点至尾骨尖的距离
E. 坐骨结节连线中点至骶尾关节间的距离

16. 骶耻外径的距离是指（ ）。
A. 耻骨联合至第 5 腰椎棘突
B. 耻骨联合中点至髂后上棘连线中点上 1.5cm
C. 耻骨联合上缘中点至第 5 腰椎棘突下
D. 耻骨联合上缘中点至米氏菱形窝上角上 1.5cm
E. 耻骨联合中点至米氏菱形窝上角下 1.5cm

17. 子宫内膜从增生期变成分泌期的直接原因说法错误的是（ ）。
A. 孕激素的作用
B. 雌激素的作用
C. hCG 的作用
D. 促性腺激素的作用
E. 促性腺激素释放激素的作用

（18～24 题共用题干）

病历摘要：某妇女，29 岁。第一胎，孕 40 周，今晨自觉阴道持续流液，经试纸测定流出液呈弱碱性，经详细检查无头盆不称、骨盆狭窄等情况。查体：胎心 140 次/分，无宫缩，宫口未开，胎头未入盆。

18. 此孕妇护理上应注意（ ）。
A. 绝对卧床休息
B. 使用消毒会阴垫
C. 抬高床尾
D. 清洁灌肠
E. 保持会阴清洁

19. 入院后第二天，规律宫缩已 19 小时，宫口扩张 2cm，胎心音好，羊水清，产妇一般情况好，宫缩较初期间歇时间

长，10~15 分钟 1 次，持续 30 秒，宫缩高峰时子宫不硬。该产妇的不正确处理是（　）。
A. 即行剖宫产术
B. 肌注哌替啶 100mg 或静脉推注地西泮 10mg 观察
C. 待其自然分娩
D. 缩宫素静脉点滴，加强宫缩
E. 严密观察产程进展，常规每半小时肛查一次

20. 静脉滴注缩宫素引产，其注意事项包括（　）。
A. 必须专人看护
B. 用药时密切观察宫缩等情况，控制宫缩 <60"/1'
C. 滴速先调为 40~60 滴/分，不可过快
D. 第一次失败，如无宫内缺氧情况，可第二天重复使用
E. 缩宫素静脉滴注浓度一般为 0.5%

21. 子宫破裂可能原因不包含（　）。
A. 前置胎盘
B. 胎位异常
C. 子宫先天畸形
D. 骨盆狭窄
E. 宫缩剂使用不当

22. 胎儿发生急性宫内窘迫，不正确的处理是（　）。
A. 立即给产妇面罩吸氧
B. 侧卧位改为仰卧位
C. 严重胎儿宫内窘迫应迅速结束分娩
D. 给产妇喂食，补充体能
E. 准备新生儿窒息抢救用物

23. 在抢救过程中，护士执行医嘱做法正确的是（　）。
A. 口头医嘱向医生复述一遍，双方确认无误方可执行
B. 抢救完毕，护士应及时补写医嘱及处方
C. 用过的针剂安瓿，经两人核对无误后方可丢弃
D. 为防差错发生，不能执行口头医嘱
E. 抢救后马上补充抢救车内所缺药物

24. 关于手术后患者护理，不正确的是（　）。
A. 术后早期每 0.5~1 小时测量血压 1 次
B. 术后早期腹部可敷热水袋解痉镇痛
C. 子宫体大而软，阴道出血多，应用手掌按摩子宫底
D. 硬膜外和腰麻患者术后去枕平卧 6 小时
E. 术后尿潴留处理首选在严格无菌操作下导尿

（25~30 题共用题干）

病历摘要：李女士，29 岁。已婚，半年前分娩一孩，现要求上节育环。查体：T 36.8℃，P 82 次/分，阴道宫颈光滑，后位子宫无压痛，双附件无压痛。

25. 有关上节育环的注意事项，其错误的是（　）。
A. 放环时间为月经干净后 1~3 天
B. 放环时间为月经干净后 3~7 天
C. 生殖器官急性炎症加用抗生素的同时可上节育环
D. 宫腔长度少于 6cm 或大于 10cm 暂不宜上环
E. 不受宫颈长度的限制，应根据宫腔长度选择合适节育环

26. 上节育环后护士向李女士交待注意事

项，正确的是（　）。

A. 保持外阴清洁
B. 放置后轻微下腹不适属正常现象
C. 放置后可能有少量阴道流血及低热，属正常情况
D. 2 个月内不能从事体力劳动
E. 放置后 2 个月内禁止性生活

27. 有关使用避孕药的注意事项（　）。
A. 肾炎患者忌服
B. 防止避孕药片潮解，影响效果
C. 平时月经量过少妇女最好不用
D. 哺乳期妇女适宜服避孕药避孕
E. 用药早期发生偏头痛属正常现象，可继续服用

28. 下列哪些检查无法判断有无排卵（　）。
A. 基础体温测定
B. 宫颈黏液检查
C. 阴道脱落细胞检查
D. 测定尿中雌三醇
E. B 超

29. 估计排卵日期，下列哪种检查方法最简便（　）。
A. 基础体温测定
B. 尿孕二醇测定
C. 孕激素试验
D. 子宫内膜活检
E. 放射免疫法测血浆中促黄体生成素（LH）

30. 雌激素分泌达高峰的时间是（　）。
A. 排卵期和黄体中期
B. 排卵后 24 小时和黄体中期
C. 排卵期前 24~48 小时和黄体中期
D. 排卵期和黄体末期
E. 排卵前 24 小时和黄体末期

（31~34 题共用题干）

病历摘要：初产妇，足月临产 18 小时，宫口扩大停滞已 3 小时，宫缩 25"/7'~8'，宫底 32cm，儿头矢状缝在右斜径上，小囟门在 7 点处（仰卧位），S+1，骶骨平直，坐骨棘骨平直，坐骨切突，坐骨切迹略小于 2 横指。

31. 此患者胎位应为（　）。
A. 枕左前位
B. 枕右前位
C. 枕左后位
D. 枕右后位
E. 枕右横位

32. 产褥期的时间一般是（　）。
A. 4 周
B. 5 周
C. 6 周
D. 7 周
E. 8 周

33. 产褥期腹部扪不到子宫底的时间是在产后（　）。
A. 7 天左右
B. 8 天左右
C. 10 天左右
D. 12 天左右
E. 14 天左右

34. 活跃期超过多长时间才可能有难产危险的存在（　）。
A. 6 小时
B. 8 小时
C. 10 小时
D. 12 小时

E. 16 小时

（35~39 题共用题干）

病历摘要：患者，女性，49 岁。少许接触性出血 3 个月。查宫颈重度糜烂，子宫大小正常，宫旁浸润达盆壁，宫颈刮片Ⅳ级，活检报告为Ⅲ鳞癌级。

35. 其临床分期为（　）。
A. Ⅱa 期
B. Ⅱb 期
C. Ⅲa 期
D. Ⅲb 期
E. Ⅳ期

36. 下面哪些治疗是不恰当的（　）。
A. 子宫全切术
B. 扩大性子宫全切术
C. 扩大性子宫全切术 + 盆腔淋巴结
D. 广泛子宫全切术 + 盆腔淋巴清扫
E. 放射治疗

37. 下列哪项是宫颈癌的好发部位（　）。
A. 鳞状上皮
B. 柱状上皮
C. 鳞柱状上皮交界处移行带
D. 宫颈管腺上皮
E. 鳞状上皮增生区

38. 下述哪项不是早期宫颈癌的症状（　）。
A. 接触性阴道出血
B. 阴道大量排液
C. 反复阴道出血
D. 大腿及腰骶部疼痛
E. 恶病质

39. 下述哪项是确诊宫颈癌最可靠的方法（　）。
A. 阴道镜检查
B. 宫颈及颈管活体组织检查
C. 分段检查
D. 碘试验
E. 子宫颈刮片细胞学检查

（40~45 题共用题干）

病历摘要：一初产妇，29 岁。妊娠 32 周，阴道流血两次，量不多，今日突然阴道流血多于月经量，无腹痛。查血压 100/80mmHg，脉搏 96 次/分，宫高 30cm，腹围 85cm，臀先露，未入盆，胎心音 144 次/分。

40. 其诊断最大可能是（　）。
A. 阴道静脉曲张破裂
B. 妊娠合并宫颈癌
C. 妊娠合并宫颈息肉
D. 前置胎盘
E. 胎盘早期剥离

41. 下列哪些是前置胎盘的表现（　）。
A. 先露下降受阻
B. 无痛性阴道流血
C. 子宫下段可闻及胎盘血流音
D. 子宫张力高，胎心音不易闻及
E. 宫底高度与孕月相符

42. 下述治疗原则哪一项是正确的（　）。
A. 住院观察
B. 绝对卧床休息
C. 配血备用
D. B 型超声检查了解胎儿情况
E. 立即剖宫产终止妊娠

43. 诊断前置胎盘较安全可靠的方法是（　）。
A. 肛门检查
B. 放射线检查

C. 化验检查
D. 阴道检查
E. B 型超声检查

44. 下列哪项症状符合前置胎盘（　）。
A. 阴道出血量和贫血程度不一致，伴腹痛
B. 妊娠晚期或临产时无痛性反复阴道出血
C. 少量阴道流血，伴轻微下腹痛，宫颈口未开

D. 妊娠产物完全排出，阴道流血停止
E. 分娩阻滞，剧烈疼痛，宫缩停止，病情恶化

45. 关于妊娠期母体变化，正确的是（　）。
A. 妊娠 32～34 周血容量增加达到高峰
B. 子宫峡部在妊娠后期形成子宫下段
C. 妊娠晚期易发生外阴及双下肢静脉曲张
D. 妊娠末期孕妇血液处于低凝状态
E. 妊娠后卵巢不排卵

参考答案

一、单选题

1. D	2. D	3. E	4. C	5. A	6. C	7. B	8. D	9. B	10. A
11. C	12. B	13. B	14. C	15. E	16. E	17. D	18. D	19. C	20. E
21. E	22. D	23. E	24. C	25. C	26. C	27. C	28. A	29. C	30. E
31. A	32. C	33. B	34. E	35. B					

二、多选题

1. BCDE	2. ABE	3. ABE	4. ABCDE	5. ABCD
6. CDE	7. ABCDE	8. ACDE	9. BCDE	10. ABC
11. ABCDE	12. ACDE	13. BDE	14. ACDE	15. ABCDE
16. ABDE	17. BC	18. ACDE	19. ABCD	20. ABDE

三、案例分析题

1. B	2. A	3. BD	4. C	5. C
6. D	7. E	8. B	9. C	10. A
11. A	12. E	13. C	14. B	15. E
16. C	17. BCDE	18. ABE	19. ACE	20. ABDE
21. A	22. BD	23. ACE	24. BE	25. ACE
26. AB	27. ABC	28. D	29. A	30. C
31. D	32. C	33. C	34. B	35. D
36. ABCD	37. C	38. BCDE	39. ACDE	40. D
41. ABCE	42. ABCD	43. B	44. B	45. ABCE

高级卫生专业技术资格考试用书
妇产科护理学模拟试卷（三）

中国协和医科大学出版社
北　京

模拟试卷（三）

一、单选题（以下每道考题有5个备选答案，请选择1个最佳答案）

1. 关于羊水检查，描述正确的是（　）。
   A. 胆红素类物质值 <0.02 提示胎儿胆囊成熟
   B. 羊水中卵磷脂/鞘磷脂比值 >2 提示胎儿神经系统发育成熟
   C. 肌酐值 176.85μmol/L 提示胎儿肾成熟
   D. 淀粉酶值 450U/L 提示胎儿胰腺成熟
   E. 脂肪细胞出现率达 20% 提示胎儿肌肉已成熟

2. 绝经后妇女发现血性白带除恶性肿瘤外常见于（　）。
   A. 宫颈炎
   B. 宫颈息肉
   C. 子宫内膜炎
   D. 输卵管炎
   E. 老年性阴道炎

3. 患者，45 岁。宫颈活检为重度非典型性增生，下列恰当的处理是（　）。
   A. 冷冻治疗
   B. 激光治疗
   C. 电熨治疗
   D. 宫颈锥形切除
   E. 观察

4. 阴道上皮细胞所含的糖原在阴道杆菌作用下形成乳酸，这种现象受哪一种激素影响最大（　）。
   A. 绒毛膜促性腺激素（hCG）
   B. 促性腺激素释放激素（GnRH）
   C. 雄激素
   D. 孕激素
   E. 雌激素

5. 患者，30 岁。近 2 周来阴道分泌物较多，呈稀薄的泡沫状，而且有腥臭味，建议她到医院做以下哪一项检查（　）。
   A. 子宫颈刮片
   B. 阴道分泌物悬滴法检查
   C. 子宫颈管涂片
   D. 阴道分泌物涂片
   E. 双合诊检查

6. 下列不适合选择腹腔镜检查的情况是（　）。
   A. 异位妊娠
   B. 不孕症
   C. 内出血休克
   D. 子宫内膜异位症
   E. 寻找腹腔内异物

7. 首次产前检查的时间应在（　）。
   A. 妊娠 12 周
   B. 妊娠 16 周
   C. 妊娠 18 周
   D. 妊娠 20 周
   E. 妊娠 24 周

8. 患者，56 岁。已婚，绝经 6 年，因阴道分泌物增多 3 个月来院就诊，诊断为老年性阴道炎。关于本病，哪一项说法不恰当（　）。
   A. 由于卵巢功能衰退，雌激素降低所致

B. 只见于绝经后的老年女性
C. 主要表现为白带增多、阴道黏膜有散在小出血点
D. 治疗原则是增加阴道抵抗力及抑制细菌生长
E. 雌激素治疗有效

9. 妇女血中垂体促性腺激素 FSH 含量最高的时期是（ ）。
A. 新生儿期
B. 青春期
C. 更年期
D. 绝经后 3 年
E. 老年期

10. 不宜用酸性溶液冲洗的阴道炎是哪一项（ ）。
A. 老年性阴道炎
B. 念珠菌性阴道炎
C. 幼女性外阴炎
D. 滴虫性阴道炎
E. 慢性宫颈炎

11. 初产妇，25 岁。孕足月出现规律性宫缩，1 小时后来院，由于宫缩过强，立刻将产妇放在产床上，未来得及消毒及保护会阴，胎儿急速娩出，正处理婴儿时见阴道有较多血流出。腹部检查：子宫收缩良好。此产妇于胎盘娩出后，持续阴道出血，检查发现胎盘不完整，那么首选的措施为（ ）。
A. 阴道内填塞纱布止血
B. 宫腔探查
C. 监视生命体征，注意观察尿量
D. 按摩子宫，止住出血
E. 按摩子宫，同时肌注宫缩剂

12. 患者，56 岁。绝经 2 年，近 2 周来有少量阴道流血，子宫大于正常，质软。该患者首先应考虑为（ ）。
A. 月经失调
B. 宫颈癌
C. 子宫黏膜下肌瘤
D. 子宫内膜癌
E. 葡萄胎

13. 与臀先露无关的因素的是（ ）。
A. 羊水过少
B. 羊水过多
C. 前置胎盘
D. 头衔接受阻
E. 原发性宫缩乏力

14. 关于宫颈原位癌的说法，正确的是（ ）。
A. 宫颈上皮内瘤样病变即为宫颈原位癌
B. 病变限于上皮层内，基底膜未穿透
C. 阴道镜检查多能与镜下早期浸润癌相鉴别
D. 好发部位为宫颈鳞状上皮区域内
E. 与宫颈重度不典型增生无明显区别

15. 哪项是卵巢良性囊性畸胎瘤发生蒂扭转最主要的表现（ ）。
A. 体温达 39℃
B. 恶心，频繁呕吐
C. 突然剧烈下腹痛
D. 血白细胞总数明显增高
E. 阴道有出血

16. 某女，27 岁。第一胎足月自娩，胎盘在胎儿娩出后 30 分钟仍未娩出。检查子宫下段有一狭窄环，胎盘嵌顿于宫腔内。应采用的适宜处理方法是（ ）。
A. 按摩子宫底压出胎盘

B. 麻醉下手取胎盘
C. 肌注地西泮，徒手取出胎盘
D. 大号刮匙刮取胎盘
E. 强行拉出胎盘

17. 下列妊娠期母体血液变化正确的是（　）。
A. 血液稀释白细胞计数减少
B. 血浆蛋白增加
C. 血容量与非孕期相似
D. 血浆增加比血细胞增加少
E. 呈高凝状态

18. 李某，经产妇，昨日经阴道顺产一正常男婴，目前诉说乳房胀痛，下腹阵发性轻微疼痛。查乳房肿胀，无红肿，子宫硬，宫底在腹正中、脐下 2 指，阴道出血同月经量。该孕妇乳房胀痛首选的护理措施是（　）。
A. 生麦芽煎汤饮
B. 让新生儿多吸吮
C. 芒硝敷乳房
D. 少喝汤水
E. 用吸奶器吸乳

19. 患者，36 岁。农村妇女，7 年前曾足月妊娠难产分娩一男婴，阴道口脱出一肿物 2 年，平卧时能消失。检查：会阴Ⅱ度裂伤，子宫脱垂Ⅱ度（轻型）。下列哪一项与子宫脱垂发生无关（　）。
A. 多产
B. 手取胎盘
C. 产后过早参加体力劳动
D. 习惯性便秘
E. 产伤

20. 凝血机制障碍导致产后出血不包括（　）。
A. 羊水栓塞
B. 胎盘早剥
C. 妊高征
D. 死胎滞留
E. 胎盘残留

21. 关于短效口服避孕药的不良反应，正确的是（　）。
A. 月经后半期发生不规则少量出血，系孕激素不足所致
B. 类早孕反应是孕激素刺激胃黏膜所致
C. 体重增加是孕激素引起水钠潴留所致
D. 能使经期延长、经量增多，不适于经血量多的妇女
E. 白带增多是孕激素作用的结果

22. 哪项是宫颈癌癌前病变的病理变化（　）。
A. 宫颈鳞状上皮化生
B. 宫颈上皮内瘤样病变
C. 宫颈鳞状上皮化
D. 宫颈腺囊肿
E. 宫颈重度糜烂

23. 下列关于子宫内膜结核进行诊断性刮宫的说法哪一项是错误的（　）。
A. 应选在月经前 1 周或月经来潮 12 小时内
B. 术前 3 天及术后 4 天每天肌注链霉素 1g
C. 无组织物刮出可以确诊为子宫内膜结核
D. 术中注意刮取子宫角部的内膜
E. 病理检查镜下找到结核结节可确诊为子宫内膜结核

24. 闭经 2 个月，阴道不规则出血 1 个月，恶心、呕吐症状明显，宫底脐上 1 横

指，有下列哪一种可能（　）。
A. 双胎
B. 葡萄胎
C. 先兆流产
D. 子宫内膜癌
E. 绒毛膜癌

25. 患者，女性，33 岁。1 年前行人工流产后出现月经失调，拟诊为黄体萎缩不全。为患者预约检查的时间为（　）。
A. 月经周期中任何一天
B. 月经后 10 天
C. 月经的第 1 天
D. 月经周期的第 5 天
E. 月经前 3 天

26. 胎儿娩出后 5 分钟，产妇开始出现较多量活动性阴道出血，暗红色有血块，应考虑为下列哪项（　）。
A. 宫颈撕裂
B. 凝血功能障碍
C. 软产道裂伤
D. 阴道静脉硬化破裂出血
E. 胎盘部分剥离

27. 冷疗制止炎症扩散的机制是（　）。
A. 解除神经末梢的压迫
B. 降低组织新陈代谢和细菌的活力
C. 降低体温，减少渗出
D. 使肌肉、肌腱等组织松弛
E. 加速坏死组织清除

28. 妊娠期妇女合并阴道炎，多见下列哪一种（　）。
A. 阴道流脓性分泌物
B. 滴虫性阴道炎
C. 外阴瘙痒症
D. 念珠菌性阴道炎
E. 慢性宫颈炎

29. 妊娠期乳晕外围皮脂腺肥大形成散在的结节状隆起，称为（　）。
A. Braxton–Hicks 收缩
B. Hegar 征
C. 蒙氏结节
D. 初乳
E. 浮球感

30. 下列哪一项不符合重度子宫脱垂的临床特点（　）。
A. 张力性尿失禁
B. 腰骶部酸痛
C. 宫颈、阴道壁有溃疡
D. 常伴有便秘
E. 常伴有月经失调

31. 下列有关妊娠生理变化的描述哪一项是错的（　）。
A. 妊娠后期每周体重增重超过 1kg
B. 易发生急性肾盂肾炎
C. 易诱发胆结石
D. 易发生牙龈出血
E. 妊娠时易感冒

32. 侵蚀性葡萄胎发生阴道转移时的主要体征是（　）。
A. 阴道黏膜充血水肿
B. 阴道黏膜紫蓝色结节
C. 阴道黏膜溃疡
D. 阴道黏膜散在出血点
E. 阴道大出血

33. 王某，65 岁。近半个月来阴道流黄水样分泌物，有时带血，经检查排除恶性肿瘤。下列哪种可能性大（　）。
A. 宫颈息肉

B. 宫颈炎
C. 滴虫性阴道炎
D. 子宫内膜炎
E. 老年性阴道炎

34. 哪项是预后最差的女性生殖道恶性肿瘤（ ）。
A. 外阴癌
B. 阴道癌
C. 宫颈癌
D. 卵巢癌
E. 子宫内膜癌

35. 彭某，24岁。已婚，停经36天后出现阴道流血，持续7天，基础体温测定呈单相型。应考虑的诊断是（ ）。
A. 无排卵型功能失调性子宫出血
B. 黄体萎缩不全
C. 黄体发育不全
D. 流产
E. 以上都不是

二、多选题（以下每道考题有5个备选答案，每题至少有2个正确答案）

1. 关于难免流产，下列描述正确的是（ ）。
A. 宫颈口未开
B. 阴道流血量多，伴阵发性腹痛
C. 由先兆流产发展而来
D. 子宫大小与停经周数相等
E. 采取绝对卧床休息

2. 属于痛经临床表现的是（ ）。
A. 下腹阵发性痉挛性疼痛
B. 恶心、呕吐
C. 严重时面色苍白，出冷汗
D. 月经量异常
E. 可伴腹痛、腹泻

3. 有关新生儿头皮血肿，下列描述哪些是错误的（ ）。
A. 可由于胎头长时间受压引起
B. 血肿多位于枕骨
C. 一般在出生时出现
D. 不越过颅缝
E. 患儿活动障碍

4. 对于过期妊娠孕妇，选择适当的分娩方式应依据（ ）。
A. 羊水量
B. 胎儿大小
C. 胎盘功能
D. 宫颈成熟度
E. 胎儿宫内生长发育

5. 病毒性肝炎对妊娠的影响包括（ ）。
A. 妊娠反应加重
B. 流产、早产
C. 胎儿畸形发生率是正常的2倍
D. 妊娠晚期易并发妊高征
E. 分娩期易发生产后出血

6. 膀胱阴道瘘患者，瘘孔位于膀胱后底部，尿瘘修补术后护理，正确的是（ ）。
A. 每天饮水至少3000ml
B. 术后1年内禁止性生活
C. 患者取俯卧位
D. 拔尿管前训练膀胱功能
E. 保留尿管10~14天

7. 关于子痫，下列错误的是（ ）。
A. 往往会出现肾功能障碍、胎儿宫内发

育迟缓等并发症
B. 子痫最易发生于产前
C. 先表现为眼球固定、瞳孔放大、牙关紧闭
D. 每次抽搐约 5 分钟
E. 是中度妊高征的一种类型

8. 关于羊水栓塞的临床表现中，下列正确描述的是（　）。
A. 突然出现烦躁、呼吸困难
B. 难以控制的全身广泛性出血
C. 少尿、无尿和尿毒症
D. 心率增快，肺底部出现湿啰音
E. 循环衰竭

9. 关于纯母乳喂养的概念，正确的是（　）。
A. 哺乳后将新生儿横抱，轻拍背部
B. 除母乳外不添加任何食物
C. 母乳不必定时
D. 产妇哺乳时取侧卧位或坐位
E. 不要使用奶头安慰物

10. 会阴伤口部位发生硬结时宜用（　）。
A. 1∶2000 苯扎溴铵溶液擦洗
B. 95% 酒精湿敷
C. 红外灯照射
D. 大黄、芒硝外敷
E. 切开

11. 多胎妊娠中，属于剖宫产的适应证是（　）。
A. 孕龄≥34 周，第一胎儿臀位
B. 第一个胎儿头位，第二胎儿横位，胎儿体重≤3000g，产妇一般情况均正常
C. 胎龄≥34 周合并有前置胎盘者
D. 胎龄≥35 周
E. 联体双胎

12. 下列哪些情况不应清洁灌肠（　）。
A. 肝性脑病
B. 妊娠早期
C. 急腹症
D. 消化道出血
E. 正常分娩前

13. 对妇女围生期保健的指导，错误的是（　）。
A. 孕早期开始定期产前检查
B. 指导产妇于产后 1 个月回院接受全身检查
C. 产后 4 个月即使哺乳者也可用药物避孕
D. 分娩期加强“五防”护理
E. 长期药物避孕者停药 3 个月再受孕

14. 有关产褥感染的处理原则正确的是（　）。
A. 选用有效的抗生素，依据细菌培养和药敏试验结果
B. 支持疗法
C. 半卧位以利引流
D. 会阴水肿，局部用 50% 硫酸镁湿热敷
E. 禁用宫缩剂，避免感染扩散

15. 有关护患关系性质的叙述正确的是（　）。
A. 治疗性合作关系
B. 治疗性人际关系
C. 帮助与被帮助的关系
D. 专业人际关系
E. 多元化的互动关系

16. 为改善胎儿窘迫的缺氧状态，正确的护理措施是（　）。
A. 给予碱性药纠正酸中毒
B. 给予孕产妇氧气吸入
C. 继续静脉滴注缩宫素（催产素）

D. 嘱孕产妇取左侧卧位
E. 严密监测胎心音变化

17. 某产妇，产后第1天，下腹阵痛，出汗较多。检查：体温37.6℃，脐下3指处可触及一硬块，白细胞为12×10^9/L，中性0.78。可能的诊断是（ ）。
A. 产后宫缩痛
B. 产后尿潴留
C. 产后子宫内膜炎
D. 子宫复旧不良
E. 胎盘、胎膜残留

18. 关于早期妊娠的体征，正确的是（ ）。
A. 阴道黏膜充血变软，呈紫蓝色
B. 宫颈黏膜充血变软，呈紫蓝色
C. 子宫增厚略呈球形且不对称
D. 可摸到增大的输卵管
E. 出现黑加征

19. 关于妊娠合并心脏病的描述，下列说法错误的是（ ）。
A. 为预防产后出血，静注麦角新碱
B. 行剖宫产或宫口开全后尽快协助经阴道分娩
C. 分娩时未发生心衰，产后通常不再发生心衰
D. 倘若发生产后出血，应快速输血
E. 血容量于妊娠36~38周增加达高峰

20. 一旦发生产后出血应做好哪些应急处理（ ）。
A. 软产道裂伤者，及时做好缝合
B. 宫缩乏力者，立即按摩子宫，并注射宫缩剂
C. 有胎盘滞留者，立即徒手剥离胎盘
D. 凝血功能障碍者，立即去除原因并止血
E. 有休克征象者及早补充血容量

三、案例分析题（每个案例至少有3个提问，每个提问有多个备选答案，其中正确答案有1个或几个）

（1~4题共用题干）

病历摘要：初产妇，24岁。孕38周，阴道流水1小时，2011年1月20日上午8时入院。检查：血压120/80mmHg，头先露，胎心音144次/分，LOA，宫颈未消失，骨盆外测量正常。

1. 根据患者入院20小时出现不规则的腹部阵痛、夜间明显，伴有阴道少量流血。根据其临床表现下述诊断哪项可能性最大（ ）。
A. 分娩先兆
B. 先兆早产
C. 前置胎盘
D. 已临产
E. 胎盘早剥

2. 提示：入院后于1月22日上午5时腹阵痛30"~35" /5'~6'，查血压130/80mmHg，头先露，胎心音140次/分。肛查：宫口开大1cm，S+1。上述处理哪项正确（ ）。
A. 肌注哌替啶100 mg
B. 人工破膜了解羊水性状
C. 入产房待产、灌肠
D. 密切观察宫缩及胎心音
E. 静脉滴注小剂量缩宫素

3. 提示：于下午7时，宫缩25"~30"/7'~8'，宫口开大7⁺cm，内诊坐骨棘稍突，切迹<2指，骶凹平弧，坐骨结节间径

7.5cm。其可能的诊断是（　）。

A. 中骨盆狭窄
B. 出口狭窄
C. 潜伏期延长
D. 骨盆入口狭窄
E. 中骨盆和出口均狭窄

4. 提示：复查：宫高 35cm，腹围 100cm，胎心音 162 次/分。目前进一步处理，下述哪项不正确（　）。

A. 纠正酸中毒
B. 静滴抗生素
C. 剖宫产
D. 给予吸氧
E. 无刺激胎心监护（NST）检查

（5~8 题共用题干）

病历摘要：某女，21 岁。未婚，因白带多、外阴疼痛、尿痛 2 天就诊。既往体健，月经正常，孕 0 产 0，1 周来与一商人同居。妇科检查前庭充血，阴道有大量绿色脓性分泌物，挤压阴道前庭尿道口有脓性分泌物流出，子宫前位，大小正常，活动好，附件（-）。

5. 以下何项检查与本病无关（　）。

A. 尿常规
B. 宫颈细胞学涂片防癌检查
C. 宫颈分泌物涂片革兰染色及淋菌培养
D. 滴虫霉菌检查
E. 红细胞沉降率（ESR）测定

6. 下列何项治疗有效（　）。

A. 青霉素 480 万 U 肌注，每天 1 次，连用 3 天，每次注射前服丙磺舒 1g
B. 头孢曲松 4g 肌注，每天 1 次，连用 3 天
C. 头孢呋辛酯 1.5g 静脉滴入，每天 2 次，连用 3 天
D. 红霉素 0.5g，每天 4 次，连用 7 天
E. 甲硝唑 0.2g，每天 3 次，连服 3 天

7. 青霉素引起血清病型反应的表现是（　）。

A. 面色苍白、脉细弱、血压下降
B. 发热、关节肿痛、淋巴结肿大
C. 胸闷、气促
D. 头晕眼花、四肢麻木
E. 腹痛、便血

8. 青霉素过敏引起的消化道症状主要是（　）。

A. 恶心、呕吐、腹胀
B. 腹胀、腹痛、腹泻
C. 腹胀、便秘
D. 腹泻与便秘交替出现
E. 腹痛、便血

（9~16 题共用题干）

病历摘要：某女，28 岁。第一胎孕 39 周，今晨自觉阴道持续性流液，经酸碱试纸测定流出液呈碱性，无宫缩，宫口未开，胎头未入盆。

9. 对该产妇的处理正确的是（　）。

A. 清洁灌肠
B. 抬高床尾
C. 破水后即使用抗生素防止感染，使用时间宜长
D. 每 2 小时听胎心一次，必要时随时听
E. 保持会阴清洁，每日消毒液冲洗外阴，并使用无菌会阴垫

10. 下列哪项的指标均属异常骨盆（髂棘间径、髂嵴间径、骶耻外径、出口横径）（　）。

A. 22cm、24cm、17cm、7.5cm
B. 24cm、27cm、18.5cm、9cm
C. 25cm、27cm、17.5cm、9cm

D. 25cm、28cm、19cm、7.5cm
E. 23cm、25cm、19cm、9cm

11. 在异常分娩预防产后出血的措施中，应采取哪项措施（ ）。
A. 当胎肩娩出后，可静滴缩宫素或肌内注射子宫收缩剂
B. 生产后大出血时，应立即通知医生并配合抢救
C. 胎肩娩出后按摩子宫
D. 仔细检查胎盘、胎膜是否完整及检查阴道
E. 产后在产房观察 2~4 小时，监测生命体征及子宫收缩情况，评估阴道出血量

12. 关于产后出血，下列哪些是正确的（ ）。
A. 产后出血是引起产妇死亡的重要原因之一
B. 产后最初 2 小时内出血超过 400ml 者为产后出血
C. 失血过多、休克时间长可致垂体后叶功能减退
D. 是引起产褥感染的重要原因之一
E. 多发生于产后 2 小时后

13. 为该产妇进行输血的输血前准备，下述哪些是正确的（ ）。
A. 输血前须做交叉配血试验
B. 必须 2 人核对有关项目
C. 输血前将血液以旋转动作轻轻摇动
D. 库血下层为红细胞，当其呈均匀暗红色时，虽与上层分层清楚且无凝块，亦不能使用
E. 输血前先输入复方氯化钠溶液

14. 患者输血后出现皮肤瘙痒，眼睑、口唇水肿，应考虑（ ）。
A. 细菌感染
B. 发热反应
C. 空气栓塞先兆症状
D. 过敏反应
E. 溶血发应

15. 发生溶血反应，护士首先应（ ）。
A. 通知医生
B. 准备抢救器材
C. 0.1% 盐酸肾上腺素皮下注射
D. 停止输血
E. 平卧位

16. 一旦发生溶血反应，出现头胀、四肢麻木、腰部剧痛、血压下降等症状，是由于（ ）。
A. 红细胞溶解，大量血红蛋白释放至血浆中
B. 肾小管内皮细胞缺血、缺氧而坏死脱落
C. 红细胞凝集成团，阻塞部分小血管
D. 血红蛋白变成结晶体，阻塞肾小管
E. 红细胞破坏，释放凝血物质

（17~20 题共用题干）

病历摘要：女，23 岁。第一胎，孕 31 周，外伤后突然剧烈腹痛，少量阴道流血，急诊送入院。查：血压 75/60mmHg，脉搏 120 次/分，面色苍白，大汗淋漓，下肢水肿，宫底剑突下三横指，胎位不清，胎心听不到，宫体左前壁轻压痛。

17. 最可能的诊断是（ ）。
A. 前置胎盘
B. 先兆早产
C. 子宫破裂
D. 重度胎盘剥离
E. 阴道静脉曲张破裂

18. 关于胎盘早剥，下列描述准确的是（　）。
A. 附着在子宫下段的胎盘发生剥离而引起临床症状
B. 重型隐性胎盘早剥易诱发弥散性血管内凝血（DIC）
C. 常发生于妊高征患者
D. 胎盘早剥一经确诊应迅速结束分娩
E. 重型胎盘早剥提示胎盘剥离超过 1/3

19. 胎盘早剥的发生与下列哪项有关（　）。
A. 外伤
B. 子宫内压突然降低
C. 血管病变
D. 不协调宫缩过强
E. 子宫的静脉压突然升高

20. 大出血需要行颈外静脉穿刺，其正确的部位是（　）。
A. 下颌角和锁骨下缘中点连线下 1/3 处
B. 下颌角和锁骨上缘中点连线上 1/3 处
C. 上颌角和锁骨下缘中点连线 1/2 处，颈外静脉外缘
D. 下颌角和锁骨下缘中点连线 1/3 处
E. 下颌角和锁骨上缘中点连线 1/2 处

（21~26 题共用题干）

病历摘要：某妇女，30 岁。孕 0 产 0，因停经 40^+ 天、少量阴道流血 1 周来就诊，不伴腹痛。妇科检查：外阴阴道见少量咖啡色分泌物，宫颈光滑，着色而软，子宫前位稍大，无压痛，双附件（－）。

21. 早期先兆流产最先出现的症状是（　）。
A. 停经
B. 阵发性腹痛
C. 少量阴道流血
D. 子宫停止增大
E. 妊娠试验由阳性转阴性

22. 该患者若做进一步检查，可进行下述哪项（　）。
A. 胎盘生乳素测定
B. 雌二醇测定
C. B 超检查
D. 孕二醇测定
E. 纤维蛋白原测定

23. 此时，患者仍有少量阴道流血伴有下腹轻度疼痛。其处理下述哪项恰当（　）。
A. 给予适当镇静剂
B. 卧床休息
C. 禁止性生活
D. 抗炎治疗
E. 行吸宫术

24. 经上述治疗后流血停止，腹痛缓解，于孕 2^+ 月后又有少量阴道流血 2 天就诊。查阴道少许血性物，宫颈光滑，子宫前位如孕 40^+ 天大小，质中无压痛，附件（－），白细胞 10.3×10^9/L。下列诊断正确的是（　）。
A. 先兆流产
B. 感染性流产
C. 不全流产
D. 完全性流产
E. 难免流产

25. 先兆流产与难免流产的主要鉴别要点不包含（　）。
A. 宫口开大与否
B. 出血时间长短
C. 早孕反应是否存在
D. 下腹痛的程度
E. 妊娠试验阳性

26. 关于过期流产，下列哪项正确（　）。
A. 诊断确立后尽早排空子宫

B. 子宫大小<12 周妊娠者，行钳刮术
C. 注意凝血功能检查
D. 子宫大小>12 周妊娠者，用引产术促宫腔内容物排出
E. 术前用孕激素以提高子宫肌肉对缩宫素的敏感性

（27~34 题共用题干）

病历摘要：患者，女性，33 岁。月经较平时推迟 5 天，以突发左下腹撕裂样痛 1 小时就诊。腹痛逐渐加重，并出现心悸、气促、畏冷，查血压 80/40mmHg，脉搏 120 次/分，满腹压痛、反跳痛，移动性浊音阳性。妇科检查：宫颈举痛，子宫稍大、软、有漂浮感，双穹隆均有压痛；右侧明显，未扪及肿块。

27. 最简便又最能帮助迅速确立诊断的检查方法是（　）。
A. B 型超声
B. 妊娠试验
C. 腹腔镜检查
D. 诊断性刮宫
E. 后穹隆穿刺

28. 对此患者诊断合理的是（　）。
A. 急性输卵管炎
B. 急性阑尾炎
C. 输卵管妊娠
D. 流产合并感染
E. 完全流产

29. 对于该患者，下例处理方法不恰当的是（　）。
A. 纠正休克后手术
B. 纠正休克同时手术
C. 中药活血化瘀治疗
D. 输血
E. 立即进行剖腹探查

30. 异位妊娠最常见的着床部位是（　）。
A. 卵巢
B. 子宫颈
C. 腹腔
D. 子宫角
E. 输卵管

31. 关于输卵管间质部妊娠的手术方式，下列说法正确的是（　）。
A. 子宫次全切除术
B. 患侧输卵管切除术
C. 输卵管开窗术
D. 子宫角部楔形切除及患侧输卵管切除
E. 输卵管断端切除及断端吻合术

32. 输卵管妊娠时不能用来判断胚胎死亡的依据是（　）。
A. 阴道少量流血
B. 早孕反应减轻
C. 尿妊娠试验阴性
D. 下腹痛减轻
E. 阴道排出蜕膜管型

33. 输卵管妊娠和阑尾炎的主要鉴别点是（　）。
A. 右下腹痛
B. 下腹反跳痛明显
C. 停经
D. 白细胞增多
E. 停经阴道少量流血伴休克

34. 鉴别诊断输卵管妊娠流产与黄体破裂，下列哪个项目比较可靠（　）。
A. 有无停经史
B. 后穹隆穿刺
C. B 型超声检查
D. 血妊娠试验（B-hCG 检查）

E. 有无阴道流血

（35~38 题共用题干）

病历摘要：某患者，主诉停经 60 天，阴道流血伴低热 1 周。3 天前阴道中排出一团肉样组织，今晨突然大量阴道流血，查血压 75/50mmHg，脉搏 120 次/分，体温 36.8℃，子宫 40 天妊娠大小，有压痛，宫口可置一指，宫腔内可扪及组织，阴道分泌物有臭味，血红蛋白 70g/L，白细胞 18×10^9/L，中性 0.85。

35. 其诊断最大可能是（　）。
   A. 黏膜下肌瘤合并感染
   B. 宫腔息肉并感染
   C. 子宫内膜炎
   D. 不全流产合并感染
   E. 完全流产合并感染

36. 其处理原则错误的是（　）。
   A. 静滴大量抗生素
   B. 立即彻底清宫
   C. 静滴抗生素，抗休克的同时夹出宫腔内组织
   D. 注射宫缩剂
   E. 大量输液输血

37. 关于妊娠期外阴、阴道的改变，下列哪项正确（　）。
   A. 妊娠期大小阴唇色素沉着，大阴唇内血管增多及结缔组织变松软
   B. 小阴唇皮脂腺分泌增多
   C. 阴道黏膜呈紫蓝色，皱襞增多，伸展性增加
   D. 阴道脱落细胞增多，分泌物增多呈糊状
   E. 阴道 pH 值降低，有利于致病菌生长而易感染

38. 关于妊娠期内分泌系统的变化，下列哪些是正确的（　）。
   A. 妊娠期垂体前叶增大 12 倍
   B. 胎盘分泌大量雌、孕激素对丘脑下部及脑垂体产生负反馈作用，促使性腺激素分泌减少
   C. 妊娠期间卵巢有卵泡发育成熟，无排卵
   D. 垂体生乳素随妊娠进展逐渐增加，分娩前达高峰
   E. 妊娠期促甲状腺激素、促肾上腺皮质激素分泌增多，但无功能亢进表现

（39~45 题共用题干）

病历摘要：杨女士，49 岁。已婚，孕 2 产 2，47 岁绝经，近 2 个月发现不规则少量阴道流血及白带增多，并有接触性出血。查体：精神尚好，T 36℃，P 82 次/分，R 19 次/分，腹软，宫颈Ⅱ度糜烂。化验提示：WBC 6.8×10^9/L，RBC 4.1×10^{12}/L，Hb 70g/L。入院诊断为子宫颈癌Ⅰ期。

39. 目前普查子宫颈癌的主要方法是（　）。
   A. 活组织检查
   B. 阴道脱落细胞检查
   C. 子宫内膜检查
   D. 子宫颈刮片检查
   E. 阴道镜检查

40. 确诊宫颈癌的最可靠方法是（　）。
   A. 阴道脱落细胞检查
   B. 宫颈和颈管活检
   C. 宫颈锥形切除送病理检查
   D. 宫颈刮片
   E. 阴道镜检查

41. 肿瘤化疗患者的停药指征是（　）。
   A. 呕吐频繁，影响水电解质平衡
   B. 严重脱发

C. 腹泻严重，每日达 5 次以上或血性腹泻
D. 白细胞计数≤3×10^9/L（3000/mm^3）
E. 血小板计数 10×10^9/L（10 万/mm^3）

42. 提高子宫颈癌治愈率的关键是（ ）。
A. 早期发现
B. 早期诊断
C. 早期治疗
D. 孕激素疗法
E. 早期隔离

43. 术中给杨女士输血，有关输血注意事项包括（ ）。
A. 必须两人核对有关项目
B. 库血在室温内放置 20 分钟再输入
C. 输血前先输入复方氯化钠溶液
D. 同时输注两个献血员的血时，输完一瓶应马上接另一瓶，以免空气进入
E. 大量快速输血，易引起枸橼酸中毒、高血钙、低血钾

44. 杨女士在化疗过程中护理，应注意（ ）。
A. 治疗前先向患者说明化疗可能产生的不良反应
B. 用药前可酌情给予镇静剂或镇吐剂
C. 用药过程中适当补充饮料
D. 治疗后 10 小时方可进食
E. 呕吐频繁、入液量不足，应按医嘱补液

45. 预防及早期发现宫颈癌的措施有（ ）。
A. 大力宣传卫生常识，普及防癌知识
B. 积极治疗慢性宫颈炎
C. 定期开展宫颈癌的普查、普治
D. 提倡晚婚及计划生育
E. 宫颈刮片有怀疑者，尽早行子宫切除术

参考答案

一、单选题

1. C	2. E	3. D	4. E	5. B	6. C	7. D	8. B	9. D	10. B
11. B	12. D	13. E	14. B	15. C	16. B	17. E	18. B	19. B	20. E
21. A	22. B	23. C	24. B	25. D	26. E	27. B	28. D	29. C	30. E
31. A	32. B	33. E	34. D	35. A					

二、多选题

1. CDE	2. ABCE	3. BCE	4. ABCDE	5. ACDE
6. ACDE	7. DE	8. ABCDE	9. BCDE	10. ABC
11. ACE	12. BCD	13. ABCE	14. ABCD	15. BCDE
16. ABDE	17. ABE	18. ABCE	19. ACDE	20. ABCDE

三、案例分析题

1. A	2. C	3. E	4. E	5. B
6. ABCD	7. B	8. E	9. AD	10. ACD
11. ACDE	12. BC	13. ABC	14. D	15. D
16. C	17. D	18. BCDE	19. ABCE	20. B
21. C	22. ABCD	23. ABCD	24. E	25. A
26. ABCD	27. E	28. C	29. C	30. E
31. ABCD	32. ABCD	33. E	34. D	35. D
36. ABDE	37. ABCD	38. ABDE	39. D	40. B
41. ACD	42. ABC	43. ABD	44. ABCE	45. ABCD

高级卫生专业技术资格考试用书
妇产科护理学模拟试卷（四）

中国协和医科大学出版社
北　京

模拟试卷（四）

一、单选题（以下每道考题有5个备选答案，请选择1个最佳答案）

1. 关于尖锐湿疣的治疗，错误的是（　）。
   A. 手术治疗适用于大的病灶
   B. 常用药物为三氯醋酸
   C. 5%氟尿嘧啶适用于外阴、肛周疾病
   D. 免疫调节剂既抗病毒又增强机体免疫功能
   E. 激光、冷冻等物理疗法疗效不佳

2. 关于妊娠合并糖尿病的叙述，不恰当的是（　）。
   A. 孕期需控制饮食
   B. 用胰岛素控制血糖，不会影响胎儿
   C. 已有严重肾功能减退者不宜妊娠
   D. 产后继续用产前所用胰岛素剂量
   E. 孕晚期估计胎儿成熟度

3. 羊水过少的临床表现是（　）。
   A. 子宫敏感性较低
   B. 宫高、腹围符合同期正常妊娠孕妇
   C. 临产后宫缩协调
   D. 临产后宫口扩张快
   E. 围生儿死亡率较高

4. 关于输卵管妊娠的叙述，正确的是（　）。
   A. 输卵管峡部妊娠发生率最高
   B. 多数患者有大量阴道流血的症状
   C. 腹痛通常是患者就诊的主要症状
   D. 输卵管壶腹部妊娠多以破裂为结局
   E. 尿妊娠试验阴性可排除输卵管妊娠

5. 外阴手术后患者的护理措施是（　）。
   A. 术后1~2天体温升高，可达到39℃
   B. 外阴根治术后的患者应取截石位，以利于伤口愈合
   C. 外阴手术24小时后可拔除尿管
   D. 外阴手术后每日行外阴擦洗2次，排便后及时擦洗外阴
   E. 外阴手术48小时后取出阴道内纱条

6. 完全性葡萄胎患者不会出现（　）。
   A. 停经后阴道流血
   B. 子宫大于妊娠月份
   C. 妊娠试验（+）
   D. 胎心多普勒测定（+）
   E. 卵巢黄素化囊肿

7. 枕先露的分娩机制是（　）。
   A. 下降，俯屈，衔接，内旋转，仰伸，外旋转，复位，胎儿娩出
   B. 衔接，俯屈，内旋转，下降，仰伸，复位，外旋转，胎儿娩出
   C. 下降，衔接，内旋转，俯屈，仰伸，复位，外旋转，胎儿娩出
   D. 衔接，下降，内旋转，俯屈，仰伸，复位，外旋转，胎儿娩出
   E. 衔接，下降，俯屈，内旋转，仰伸，复位，外旋转，胎儿娩出

8. 每次沐浴后常规应用（　）擦拭新生儿脐部。
   A. 75%酒精
   B. 95%酒精
   C. 白酒
   D. 2.5%硝酸银溶液

E. 1%甲紫

9. 有关负压吸宫术的叙述，正确的是（ ）。
A. 适合于早期妊娠要求终止者
B. 适合妊娠10周内要求终止者
C. 多用于妊娠11~14周要求终止者
D. 用于妊娠剧吐伴酸中毒未纠正者
E. 用于疾病急性期不能继续妊娠者

10. 对产褥感染体温过高患者的护理措施，错误的是（ ）。
A. 嘱患者卧床休息
B. 体温超过39℃也不予物理降温
C. 鼓励患者多饮水
D. 病房要定时通风
E. 给予易消化的半流质饮食

11. 孕足月时羊水量为（ ）。
A. 约600ml
B. 800~1000ml
C. 600~700ml
D. 1100~1200ml
E. 1200ml以下

12. 治疗外阴白色病变下列哪一项是错误的（ ）。
A. 不能服用镇静药
B. 禁用刺激性药物
C. 避免用手搔抓
D. 禁用肥皂刺激
E. 穿肥大内裤

13. 正常分娩，胎头在下降过程中遇到盆底阻力时会发生（ ）。
A. 仰伸
B. 俯屈
C. 衔接
D. 内旋转
E. 外旋转

14. 产后护理评估中，表现异常的是（ ）。
A. 产后12小时体温37.5℃
B. 经阴道分娩的产妇产后半月宫底在耻上一横指
C. 产后4天仍为血性恶露
D. 产后3天下腹部阵痛，有时需服用镇痛药
E. 产后1周内尿量增多

15. 患者不能进行子宫输卵管造影术的情形是（ ）。
A. 不孕
B. 疑有输卵管阻塞
C. 输卵管再通术后
D. 输卵管成形术后
E. 月经来潮

16. 宫颈活组织检查出血首选的方法是（ ）。
A. 注射止血药物
B. 缝合创面止血
C. 电熨止血
D. 纱布压迫止血
E. 激光止血

17. 外阴炎患者错误的护理是（ ）。
A. 为促进炎症尽快吸收，应给予高浓度的溶液坐浴
B. 坐浴液的水温保持在41~43℃
C. 禁食辛辣刺激性食物
D. 严禁搔抓局部皮肤
E. 月经期不予以局部坐浴

18. 青春期功能性子宫出血的处理原则是（ ）。
A. 止血
B. 调整月经周期

C. 减少经量
D. 纠正贫血
E. 止血、调整周期，纠正贫血，改善全身状况，治疗并发症

19. 产后子宫复旧的表现为（　）。
A. 产后第 2 天宫底平脐
B. 产后 4 周子宫降至骨盆腔内
C. 产后宫底每天下降 2~3cm
D. 产后 7~10 天宫颈内口关闭
E. 产后 3 周子宫颈恢复至正常形态

20. 正确的分娩期护理是（　）。
A. 宫缩间歇时每 2~4 小时测血压 1 次
B. 不能排尿者立即导尿
C. 分娩初期如无特殊情况，应予以灌肠
D. 胎头已入盆者，可在室内活动
E. 体温在 38℃以上者每日测体温 2 次

21. 妊娠期高血压疾病患者发生抽搐首要的护理措施是（　）。
A. 使患者取头低侧卧位
B. 加床档，防止受伤
C. 观察病情，详细记录
D. 用舌钳固定舌头，防止舌咬伤及舌后坠，保持呼吸道通畅
E. 置患者于安静、暗光的单人病室

22. 硫酸镁药物中毒应使用的解毒剂是（　）。
A. 硫酸亚铁
B. 葡萄糖酸钙
C. 氯化钾
D. 氯化钠
E. 硫酸钡

23. 孕妇下肢痉挛的护理错误的是（　）。
A. 增加钙的摄入
B. 避免腿部受寒
C. 走路时足尖先着地
D. 伸腿时避免足趾尖伸向前
E. 局部热敷

24. 胎心电子监护提示胎儿缺氧的变化是（　）。
A. 胎动时胎心加速
B. 早期减速
C. 偶发变异减速
D. 晚期减速
E. NST 反应型

25. 关于胎盘早剥的叙述，正确的是（　）。
A. 分为显性剥离和隐性剥离两种
B. 显性剥离严重时，可发生子宫胎盘卒中
C. 主要病理变化是包蜕膜出血
D. 胎盘早剥一旦确诊，必须及时终止妊娠
E. 胎盘早剥的发生通常无诱因

26. 关于妊娠合并肾盂肾炎的叙述，正确的是（　）。
A. 是妊娠罕见的合并症
B. 以右侧肾盂肾炎多见
C. 左侧输尿管较右侧更易积蓄尿液
D. 容易发生过期妊娠
E. 治疗原则是改变尿液酸碱度

27. 盆腔检查时应取的体位是（　）。
A. 侧卧位
B. 俯卧位
C. 膝胸卧位
D. 膀胱截石位
E. 半卧位

28. 关于获得性免疫缺陷综合征，叙述错误的是（　）。
A. 可通过胎盘传染胎儿

B. 主要经性接触传播
C. 感染后 2~3 个月可出现抗体阳性
D. 最先出现的症状是生殖器官的皮肤、黏膜病变
E. 潜伏期短则数月，长则 10 年或者更长

29. 子宫破裂的临床表现是（　）。
A. 子宫底迅速上升
B. 阴道大量流血
C. 患者全腹压痛、反跳痛
D. 子宫破裂后触不到胎体
E. 阴道检查宫口较先兆子宫破裂时扩大，先露部下降

30. 阴道镜检查的护理措施不包括（　）。
A. 嘱患者检查前 24 小时内禁止性生活
B. 检查时阴道窥器涂抹润滑剂
C. 检查前嘱患者排空膀胱
D. 检查后嘱患者注意休息
E. 检查前向患者解释检查的目的、方法和步骤

31. 产后检查的时间是（　）。
A. 产后 42 天
B. 产后 56 天
C. 产后 1 个月
D. 产后 3 个月
E. 产后半年

32. 关于前置胎盘的叙述，正确的是（　）。
A. 妊娠早期出现无痛性反复阴道流血
B. 妊娠晚期出现无痛性反复阴道流血
C. 出血量与前置胎盘的类型无关
D. 出血前有明显诱因
E. 边缘性前置胎盘通常出血量很多

33. 患者，女性，25 岁。孕 1 产 0，孕 38 周，产前检查正常，无合并症，骨盆外测量径线正常，胎头双顶径 9.1cm，规律宫缩 4 小时。肛查：宫口开大 1cm，先露头，胎膜未破。此时正确的处理是（　）。
A. 抬高床尾
B. 人工破膜
C. 静脉滴注缩宫素
D. 灌肠刺激宫缩
E. 采取膀胱截石位

34. 患者，女性，30 岁。1 年前检查发现右侧卵巢肿瘤直径 5cm，今晨起突发右下腹痛伴恶心、呕吐。妇检：触及右下腹肿物增大，有压痛，蒂部最明显，首选的处理是（　）。
A. 密切观察
B. 急查盆腔磁共振成像
C. 抗生素治疗
D. 急查血清 CA125、甲胎蛋白
E. 剖腹探查或腹腔镜检

35. 孕妇缺乏维生素 C 会导致（　）。
A. 前置胎盘
B. 产后出血
C. 先兆子痫
D. 胎膜形成不良
E. 胎儿智力低下

二、多选题（以下每道考题有 5 个备选答案，每题至少有 2 个正确答案）

1. 下列有关妊娠生理的叙述正确的为（　）。
A. 子宫腔的容量由 5ml 增至 5000ml
B. 妊娠后子宫峡部形成子宫下段
C. 宫颈管内有黏液栓形成

D. 阴道的 pH 升高
E. 孕激素使乳腺腺泡增殖

2. 恶性滋养细胞肿瘤常用的辅助检查为（　）。
A. 宫颈刮片
B. 宫颈活检
C. X 线胸片
D. 血 hCG 测定
E. CT 检查

3. 关于双胎妊娠护理措施的叙述，不正确的是（　）。
A. 孕晚期绝对卧床休息
B. 第一胎娩出后立即人工破膜促进宫缩
C. 第一胎娩出后通常等待 10 分钟第二胎儿自然娩出
D. 产前检查次数与单胎妊娠相同
E. 鼓励孕妇少食多餐，满足孕期需要

4. 婴儿抚触的目的包括（　）。
A. 稳定情绪减少哭闹，增加和改善睡眠
B. 促进血液循环及皮肤新陈代谢
C. 加快免疫系统的完善，提高免疫力
D. 促使巨大儿体重减轻
E. 促进母子感情交流，给婴儿更多的安全感和自信心

5. 预防产褥期泌尿系统感染的措施包括（　）。
A. 待产时尽量排空膀胱
B. 排尿排便后及时清洁外阴
C. 每 4~6 小时更换会阴垫一次
D. 产后鼓励产妇多饮水
E. 产后至少每 4 小时排空膀胱一次

6. 产后凝血功能障碍性出血的处理方法是（　）。
A. 立即注射抗生素
B. 纠正休克
C. 补充血容量
D. 补充凝血因子
E. 去除病因

7. 宫内节育器放置术后的健康指导内容包括（　）。
A. 休息 3 天
B. 特殊情况随时就诊
C. 2 周内忌重体力劳动
D. 2 周内忌性交及盆浴
E. 第 1、3、6、12 个月进行随访

8. 哪些是阴道脱落细胞涂片常用的固定液（　）。
A. 75% 酒精
B. 1% 乳酸
C. 95% 酒精
D. 10% 甲醛
E. 10% 硝酸银

9. 病情观察贯穿在下列哪些护理过程中（　）。
A. 晨间护理了解饮食和睡眠状况
B. 定时测量体温、脉搏、呼吸、血压
C. 与患者交谈，了解心理状态
D. 治疗前做好三查七对
E. 用药后注意药物反应

10. 宫缩乏力所致产后出血的特点有（　）。
A. 胎盘娩出后出血
B. 间歇性出血
C. 血液中无血凝块
D. 暗红色血液
E. 鲜红色血液

11. 关于产褥感染的叙述正确的是（　）。
A. 要大量使用抗生素

B. 以急性子宫内膜炎最为常见
C. 贫血患者、手术产易诱发产褥感染
D. 常为厌氧菌、需氧菌混合感染
E. 防止产褥感染应尽量缩短产程

12. 绒癌脑转移的护理措施正确的是（ ）。
A. 要在光线较暗的病室内休养
B. 抽搐时，要立即给予吸氧并建立静脉通路
C. 抽搐或昏迷时要加床档，防止发生意外
D. 护士应严密观察病情变化，认真倾听患者主诉
E. 去枕平卧头偏向一侧

13. 妊娠早期出血性疾病包括（ ）。
A. 早产
B. 流产
C. 葡萄胎
D. 宫外孕
E. 前置胎盘

14. 新生儿乙肝疫苗接种的时间是（ ）。
A. 出生后 48 小时内
B. 出生后 24 小时内
C. 出生后 1 个月
D. 出生后 3 个月
E. 出生后 6 个月

15. 按胎盘与宫颈内口的关系，前置胎盘可分为（ ）。
A. 完全性前置胎盘
B. 大部分前置胎盘
C. 部分性前置胎盘
D. 小部分前置胎盘
E. 边缘性前置胎盘

16. 轻度新生儿窒息临床表现哪些是错误的（ ）。
A. 心率 100 次/分
B. Apgar 评分为 5 分
C. 肌张力松弛
D. 喘息样微弱呼吸
E. 喉反射存在

17. 铺麻醉床前对患者情况的评估包括（ ）。
A. 病情
B. 术前用药
C. 手术部位
D. 麻醉种类
E. 术后注意事项

18. 慢性子宫颈炎症的病理改变包括（ ）。
A. 宫颈腺囊肿
B. 宫颈息肉
C. 宫颈肥大
D. 宫颈糜烂
E. 宫颈陈旧裂伤

19. 外阴癌放射治疗的指征包括（ ）。
A. 患者年龄大
B. 不能手术或手术危险性大
C. 病灶范围大不能切净或切除困难
D. 晚期病例术前先行放疗，待癌灶缩小再行保守手术
E. 术后复发可能性大

20. 外阴阴道假丝酵母菌病合并糖尿病患者的健康指导内容包括（ ）。
A. 内裤应煮沸消毒
B. 保持外阴清洁、干燥
C. 2% 碳酸氢钠坐浴后阴道用药效果更好
D. 积极治疗糖尿病
E. 性伴侣无症状者也要治疗

三、案例分析题（每个案例至少有 3 个提问，每个提问有多个备选答案，其中正确答案有 1 个或几个）

（1~6 题共用题干）

某孕妇，34 岁。孕 3 产 0，孕 35 周，近几日感觉阴道分泌物增多，阴道瘙痒，今天在家做家务时，突然感到阴道有液体流出，家人立即送其就诊，确诊为胎膜早破。

1. 引起胎膜早破的原因有（　）。
   A. 生殖道感染
   B. 双胎妊娠
   C. 头盆不称
   D. 孕妇缺乏维生素 C
   E. 羊膜穿刺不当
   F. 人工剥膜

2. 胎膜早破可能引起的不良后果是（　）。
   A. 早产
   B. 胎盘早剥
   C. 羊水过少
   D. 脐带脱垂
   E. 胎儿窘迫
   F. 胎儿及孕妇感染

3. 孕妇收入院治疗，听诊胎心 140 次/分，无宫缩。对该孕妇监测的指标有（　）。
   A. 体温
   B. 胎心率
   C. 白细胞计数
   D. 宫缩情况
   E. 血压
   F. 子宫压痛情况

4. 针对该孕妇的处理措施有（　）。
   A. 嘱患者卧床休息
   B. 观察体温有无升高
   C. 检查血常规
   D. 观察是否有宫缩
   E. 监测胎动、胎心情况
   F. 保持会阴部清洁

5. 孕妇住院 5 天时出现下腹痛，并逐渐规律，B 超检查提示，羊水池深度 3cm，孕妇体温 38℃。此时，对该孕妇的处理措施有（　）。
   A. 继续保胎至 37 周
   B. 给予抗生素治疗
   C. 给予物理降温
   D. 给予促胎肺成熟药物
   E. 终止妊娠
   F. 抑制宫缩

6. 孕妇经抗感染和促胎肺成熟治疗后，结束分娩。该产妇分娩后除常规观察宫缩、阴道流血外，还应观察的内容是（　）。
   A. 体温
   B. 白细胞计数
   C. 乳汁分泌
   D. 子宫压痛
   E. 血压
   F. 恶露

（7~12 题共用题干）

孕妇，25 岁。孕 11 周，今日出现少量阴道流血，伴腰酸、下腹轻微痛，诊断先兆流产，门诊治疗，随诊。

7. 流产的主要临床表现有（　）。
   A. 停经
   B. 恶心
   C. 腹痛
   D. 贫血
   E. 阴道流血
   F. 呕吐

8. 孕妇门诊治疗 3 天后阴道流血量增加，下腹痛加剧，门诊拟以先兆流产收入院治疗。关于对该孕妇入院护理评估的内容，下列叙述正确的是（　）。

A. 阴道流血的持续时间与阴道流血量

B. 有无腹痛，腹痛部位、性质及程度

C. 停经史

D. 阴道有无妊娠产物排出

E. 孕妇既往病史

F. 孕妇的生命体征

G. 孕妇的心理状况

9. 对该孕妇的护理措施有（　）。

A. 嘱孕妇卧床休息

B. 禁止性生活

C. 做好家属解释工作

D. 加强孕妇心理护理

E. 建立静脉通路，观察输液情况

F. 观察阴道流血量

G. 观察腹痛情况

H. 如便秘可用肥皂水灌肠

10. 孕妇保胎过程中，护士应随时进行评估的内容是（　）。

A. 腹痛是否加重

B. 阴道流血量是否增多

C. 情绪变化

D. 阴道有无水样排液

E. 有无妊娠产物排出

F. 宫口扩张情况

11. 护士对该孕妇进行健康教育的内容应包括（　）。

A. 注意卧床休息

B. 禁止性生活

C. 加强营养

D. 根据医嘱按时服药

E. 保持情绪稳定、增强信心

F. 按时随诊

G. 适当活动

12. 孕妇入院当天下午阴道流血量增多，阴道排出一血块样组织后，阴道流血逐渐停止，腹痛逐渐消失。妇科检查：子宫略大，宫颈口关闭。该孕妇可能发生的情况是（　）。

A. 难免流产

B. 不全流产

C. 完全流产

D. 稽留流产

E. 复发性流产

F. 感染性流产

（13~16 题共用题干）

初产妇，孕 39 周，临产 10 小时，于上午 8 时入院，宫高 32cm，腹围 90cm，ROA，头已入盆，胎心好，宫缩 30″/5′~6′，肛查宫口开 1^{+} cm，S^{-1}，于下午 2 时查宫口开 2cm，$S^{=0}$。

13. 错误的诊断（　）。

A. 潜伏期延长

B. 活跃期延长

C. 活跃期停滞

D. 活跃期延缓

E. 胎头下降延缓

14. 患者安静入睡，宫缩 25″/7′~8′，胎心音 140 次/分，骨盆测量正常。下述处理哪项是错误（　）。

A. 灌肠

B. 肌注哌替啶

C. 人工破膜

D. 静滴缩宫素

E. 继续观察

15. 处理后患者宫缩变频，宫缩30~35″/4′，于下午4时产妇向下屏气，胎心148次/分，肛查：宫口9cm，S^{+3}，胎儿矢状缝在右斜径上，小囟门在7~8点处。其胎方位诊断错误的是（ ）。
A. 枕前位
B. 右枕横位
C. 左枕横位
D. 持续性右枕后位
E. 持续性左枕后位

16. 下午4时20分后，会阴膨隆和变薄，肛门松弛，宫缩时可见胎儿头部，胎心音168次/分，宫缩40″/3，见有胎粪样羊水流出，肛查：宫口开全，S^{+4}。下述处理哪项是错误的（ ）。
A. 吸引器助产分娩
B. 产钳助产分娩
C. 剖宫产
D. 顺时针转135°助产
E. 等待自然分娩

（17~22题共用题干）

患者，女性，30岁。宫内妊娠32周，孕2产0，因上腹部不适1天来诊。无头痛。平素身体健康，月经正常。查体：P 110次/分，BP 140/95mmHg。面色苍白，右侧脚踝轻度水肿。尿蛋白（+）。

17. 该孕妇最可能的诊断是（ ）。
A. 妊娠合并贫血
B. 妊娠合并肝炎
C. 妊娠合并心脏病
D. 妊娠合并糖尿病
E. 妊娠高血压疾病
F. 妊娠期低蛋白血症

18. 为了进一步明确诊断需要进行的检查有（ ）。
A. 尿常规
B. 血常规
C. 肝、肾功能
D. 子宫及附件B型超声
E. 24小时蛋白尿测定
F. 人绒毛膜促性腺激素测定

19. 该孕妇被确诊为妊娠期高血压疾病，其最基本的病理生理变化是（ ）。
A. 水、钠潴留
B. 内分泌功能失调
C. 全身小动脉痉挛
D. 弥散性血管内凝血
E. 胎盘绒毛退行性变化
F. 肾小管重吸收功能降低

20. 对该孕妇的健康指导和护理措施正确的有（ ）。
A. 给予氧气吸入
B. 休息时取左侧卧位
C. 每日休息不少于10小时
D. 严格限制盐和液体入量
E. 采取高蛋白质、低热量饮食
F. 每日应测量体重和血压

21. 如该孕妇发生抽搐，首要的护理措施是（ ）。
A. 立即通知医师
B. 加床档防止受伤
C. 观察病情并记录
D. 保持病房环境安静
E. 安排在单人暗室
F. 保持呼吸道通畅
G. 严格记录出入量

22. 使用硫酸镁治疗停药指标是（ ）。
A. 尿量500ml/24h
B. 呼吸18次/分

C. 膝反射减弱
D. 血压 130/90mmHg
E. 症状消失或减轻
F. 尿量 30ml/h

(23~27 题共用题干)

患者，女性，已婚，28 岁。停经 46 天，阴道流血 2 天，1 天前出现下腹闷痛，伴肛门坠胀，里急后重感。护理体检：体温 36.4℃，脉搏 102 次/分，呼吸 21 次/分，血压 120/70mmHg，下腹部压痛、反跳痛。妇科检查：宫颈举痛，右附件区有压痛。拟诊：异位妊娠。

23. 异位妊娠最简单可靠的诊断方法是（　）。
A. 测尿 hCG
B. 孕酮水平
C. B 超检查
D. 阴道后穹隆穿刺
E. 腹腔镜检查
F. 宫腔镜检查

24. 患者在常规消毒下行后穹隆穿刺术，抽出 5ml 暗红色不凝固血液，拟诊为输卵管妊娠破裂。输卵管妊娠破裂多发生在妊娠后多长时间（　）。
A. 8~12 周
B. 6~8 周
C. 6 周左右
D. 8 周左右
E. 10 周左右
F. 12 周左右

25. 患者入院 1 小时后突感下腹剧痛，晕厥 1 次，痛苦面容，面色苍白，血压 80/50mmHg，脉搏 120 次/分。此时，最恰当的紧急处理措施是（　）。
A. 保胎治疗
B. 输血补液
C. 剖腹探查止血
D. 中西医结合止血
E. 应用升压药物
F. 待休克纠正后手术
G. 边纠正休克边开腹手术

26. 此时，对该患者采取的主要护理措施是（　）。
A. 做好术前准备
B. 开放静脉
C. 保暖
D. 取半卧位
E. 立即灌肠
F. 密切监测生命体征

27. 输卵管妊娠发展到一定程度可出现的结果有（　）。
A. 输卵管妊娠流产
B. 输卵管妊娠破裂
C. 陈旧性异位妊娠
D. 继发性腹腔妊娠
E. 持续性异位妊娠
F. 输卵管炎症

(28~33 题共用题干)

初产妇，38 岁。定期产前检查，无异常发现。孕 38 周，因“头盆不称”在持续硬膜外麻醉下行子宫下段剖宫产术，手术经过顺利，娩出一男婴，体重 3500g，Apgar 评分 1 分钟 10 分，5 分钟 10 分，胎盘胎膜自娩完整。术后母婴安全返回病房。查体：产妇生命体征平稳，子宫收缩好，宫底脐下 1 指，质硬，无压痛，阴道流血少于月经量，暗红色，留置导尿管通畅，尿色清，双乳无泌乳。

28. 产褥期产妇全身变化最大的系统是（　）。
A. 循环系统

B. 消化系统
C. 生殖系统
D. 泌尿系统
E. 内分泌系统

29. 产妇术后第 1 天，查体：体温正常，子宫收缩好，宫底平脐，质硬，无压痛，恶露量少，暗红色，无异味，导尿管已拔除，排尿通畅，双乳不胀，有极少量泌乳。影响产妇乳汁分泌的因素有（ ）。
A. 营养状况
B. 睡眠质量
C. 排空乳房
D. 情绪
E. 身体健康状况
F. 婴儿吸吮

30. 术后第 2 天，产妇双乳不胀，有少量初乳分泌。初乳成分中，含量多于成熟乳的是（ ）。
A. 蛋白质
B. 脂肪
C. 矿物质
D. 多种抗体
E. 乳糖
F. 维生素

31. 产褥期产妇心理调适的分期有（ ）。
A. 否认期
B. 依赖期
C. 恐惧焦虑期
D. 依赖–独立期
E. 接受期
F. 独立期

32. 术后第 3 天，产妇处于依赖一独立期，配偶及家庭成员过多关注孩子，产妇心情压抑，易感疲劳。此期产妇压抑的原因有（ ）。
A. 分娩后产妇的感情脆弱
B. 太多的母亲责任
C. 新生儿诞生后爱的被剥夺感
D. 愉悦的分娩体验
E. 糖皮质激素水平下降
F. 甲状腺激素水平下降

33. 产妇开始学习新生儿护理技能并参与新生儿护理，产妇疲劳感增加，情绪低沉。针对产妇目前的状况，护士应采取的护理措施有（ ）。
A. 及时提供指导和帮助
B. 鼓励产妇表达自己的情绪
C. 加倍地关心产妇
D. 让其家人一起关心产妇
E. 提供婴儿喂养和护理知识
F. 帮助产妇护理和喂养孩子

（34~39 题共用题干）

某孕妇，36 岁。患有先天性心脏病，现孕 12 周，心功能 I 级，一般情况良好，该孕妇前往医院咨询其妊娠相关事宜。

34. 下列咨询建议中，符合该孕妇情况的是（ ）。
A. 不适宜继续妊娠，应立即行人工流产术
B. 可继续妊娠，但需内科与产科医师监护
C. 可继续妊娠，但应预防心力衰竭
D. 可继续妊娠，但应预防感染
E. 可继续妊娠，但应给予健康指导与心理支持
F. 立即住院保胎，直至妊娠足月行剖宫产术

35. 该孕妇在医师建议下选择了继续妊娠。针对该患者的孕期保健，护士应给予的正确建议是（　）。
A. 产前检查每月一次，直至临产入院
B. 应在妊娠 36~38 周提前入院待产
C. 饮食以高蛋白、高热量、高盐为主
D. 保证一日三餐供应充足，但不需加餐
E. 整个孕期体重增加至少应 12.5kg
F. 保证每天 8 小时的睡眠，但不需午休

36. 在良好的治疗护理下，该孕妇妊娠至孕 36 周时出现了临产征象，宫缩为 30~40 秒/3~4 分，宫口开大 3cm。评估孕妇心功能为Ⅱ级，一般情况良好。查体：脉搏 86 次/分，呼吸 21 次/分，血压 120/64mmHg，胎心 142 次/分，胎位为枕左前位，通过 B 超预估胎儿重约 2500g。针对孕妇目前情况，应该采取的护理措施是（　）。
A. 在严密监护下行阴道试产
B. 使用硫酸镁进行保胎治疗
C. 立即行剖宫产术结束分娩
D. 行肥皂水灌肠以促进宫缩
E. 立即行产钳助产结束分娩
F. 做好早产儿的抢救准备

37. 该孕妇在分娩过程中，正确的护理措施是（　）。
A. 第一产程的体位宜采取平卧位
B. 严格无菌操作并给予抗生素治疗
C. 第一产程每 15 分钟测生命体征 1 次
D. 指导产妇在第二产程宫缩时屏气用力
E. 胎儿娩出后立即在产妇的腹部放置沙袋
F. 产后 72 小时内严密监测生命体征以防心力衰竭

38. 在严密监护下，孕妇经阴道分娩一活男婴。分娩后，产妇出现子宫收缩乏力性出血。此时，护士/助产士应采取的措施是（　）。
A. 肌注麦角新碱
B. 静脉注射缩宫素
C. 控制输液速度
D. 随时评估心脏功能
E. 立即进行母乳喂养
F. 准确记录产妇出入量

39. 经过抢救，该产妇出血得到控制，总出血量约 1200ml，评估产妇心功能为Ⅲ级。针对该产妇的护理措施，下列叙述正确的是（　）。
A. 安置心电监护并严密观察病情
B. 遵医嘱用广谱抗生素预防感染
C. 协助母乳喂养以促进子宫收缩
D. 每日进行床旁功能锻炼
E. 给予产妇情感上的支持与鼓励
F. 告知出院后采取适宜避孕措施

（40~45 题共用题干）

孕妇，40 岁。孕 5 产 0，孕 30 周，妊娠期高血压疾病，规律产前检查，经药物治疗血压控制在 150~160/90~100mmHg，某日在来医院检查的路上突然出现腹痛，并且逐渐加剧，急诊室就诊。检查发现少量阴道流血，腹部触诊，子宫比妊娠周数稍大，宫缩每 5~15 分钟 1 次，宫缩强度“+”，宫缩间歇时子宫放松不完全，单胎，胎儿头位，胎心率 130 次/分。

40. 该孕妇可能的诊断是（　）。
A. 先兆早产
B. 妊娠期高血压疾病
C. 胎盘早剥
D. 单胎头位
E. 子宫肌瘤

F. 羊水过多

41. 胎盘早剥的高危因素有（　）。
A. 妊娠期高血压疾病
B. 慢性高血压
C. 慢性肾疾病
D. 妊娠晚期孕妇长时间仰卧位
E. 妊娠并发甲状腺功能亢进
F. 妊娠期血糖异常

42. 关于Ⅱ度胎盘剥离的表现，下列叙述正确的是（　）。
A. 胎盘剥离面积大约为 1/3
B. 持续性腹痛
C. 阴道少量出血或不出血
D. 胎位扪不清
E. 宫缩间歇时不能放松
F. 恶心、呕吐

43. 胎盘早剥的并发症有（　）。
A. 胎儿宫内窘迫
B. 弥散性血管内凝血
C. 产后出血
D. 子宫破裂
E. 急性肾衰竭
F. 羊水栓塞

44. 对该孕妇的处理措施中最重要的是（　）。
A. 观察宫缩情况
B. B 超检查胎盘部位
C. 监测胎心变化
D. 测量血压
E. 相应的实验室检查
F. X 线检查
G. 阴道检查

45. 应与胎盘早剥相鉴别的疾病是（　）。
A. 宫颈糜烂
B. 腹泻
C. 前置胎盘
D. 胰腺炎
E. 先兆子宫破裂
F. 阑尾炎

参考答案

一、单选题

1. E	2. D	3. E	4. C	5. D	6. D	7. E	8. A	9. B	10. B
11. B	12. A	13. B	14. B	15. E	16. D	17. A	18. E	19. D	20. C
21. D	22. B	23. C	24. D	25. D	26. B	27. D	28. D	29. C	30. B
31. A	32. B	33. D	34. E	35. D					

二、多选题

1. ABCE	2. CDE	3. ABCD	4. ABCE	5. ABDE
6. BCDE	7. ABDE	8. CD	9. ABCE	10. ABD
11. BCD	12. ACDE	13. BCD	14. BCE	15. ACE
16. CD	17. ACD	18. ABCD	19. BCDE	20. ABCD

三、案例分析题

1. ABCDEF	2. ABCDEF	3. ABCDF	4. ABCDEF	5. BCDE
6. ABDF	7. ACE	8. ABCDEFG	9. ABCDFG	10. ABCDE
11. ABCDEF	12. C	13. BCDE	14. ABCE	15. ABCE
16. ABCE	17. AEF	18. ABCE	19. C	20. BCF
21. F	22. AC	23. D	24. C	25. G
26. ABCF	27. ABCDE	28. D	29. ABCDEF	30. AC
31. BDF	32. ABCEF	33. ABCDEF	34. BCDE	35. B
36. AF	37. BCEF	38. BCDF	39. ABEF	40. ABCD
41. ABCD	42. ABC	43. ABCEF	44. B	45. CE

高级卫生专业技术资格考试用书
妇产科护理学模拟试卷（五）

中国协和医科大学出版社
北　京

模拟试卷（五）

一、单选题（以下每道考题有5个备选答案，请选择1个最佳答案）

1. 铅在母体蓄积，通过胎盘进入胎儿后，最易影响胎儿的（　）。
   A. 生殖系统
   B. 呼吸系统
   C. 神经系统
   D. 心血管系统
   E. 内分泌系统

2. 妊娠晚期及分娩期合并急性病毒性肝炎对产妇威胁最大的是（　）。
   A. 易合并妊娠期高血压疾病
   B. 易发展为重型肝炎，孕产妇病死率高
   C. 易发生宫缩乏力，产程延长
   D. 易发生产后出血
   E. 易发生早产，围产死亡率增加

3. 产后血性恶露持续时间是（　）。
   A. 1天
   B. 3天
   C. 7天
   D. 14天
   E. 21天

4. 慢性羊水过多的临床表现是（　）。
   A. 较少见
   B. 常见于妊娠中期
   C. 胎位不清，胎心遥远
   D. 孕妇表情痛苦
   E. 以上均不对

5. 足月胎胎头最短的前后径线是（　）。
   A. 双顶径
   B. 双颞径
   C. 枕额径
   D. 枕颏径
   E. 枕下前囟径

6. 不是子宫全切术手术前护理准备内容的是（　）。
   A. 备皮
   B. 配血
   C. 监测生命体征
   D. 给予番泻叶泡茶饮
   E. 留置尿管

7. 关于继发性闭经诊断和治疗的叙述，正确的是（　）。
   A. 继发性闭经是指年龄超过14岁，第二性征发育但无月经来潮
   B. 最常见的继发性闭经病变部位是在垂体
   C. 雌激素试验阴性者可排除子宫性闭经
   D. 治疗以调整心理状态为基础
   E. 治疗闭经主要以补充激素不足为主

8. 关于分娩第一产程护理的叙述，错误的是（　）。
   A. 鼓励产妇少量多次进食
   B. 指导产妇每隔2~4小时排尿一次
   C. 已破膜者，禁肛门检查
   D. 如胎头未入盆，宫缩不紧，可在室内活动
   E. 做好心理护理

9. 不属于产前筛查中母体血清学筛查项目的是（　）。
A. 甲胎蛋白
B. 人绒毛膜促性腺激素
C. 游离雌三醇
D. 游离孕酮
E. 抑制素 A

10. 下列哪项不会导致产后出血（　）。
A. 软产道撕裂
B. 脐带过长
C. 子宫破裂
D. 子宫收缩乏力
E. 胎盘或胎膜残留

11. 固定子宫颈位置的韧带是（　）。
A. 阔韧带
B. 主韧带
C. 圆韧带
D. 卵巢韧带
E. 宫骶韧带

12. 滴虫阴道炎患者行阴道灌洗，醋酸冲洗液的浓度为（　）。
A. 0.2%
B. 0.5%
C. 1%
D. 1.5%
E. 2%

13. 关于羊水栓塞的护理措施，错误的是（　）。
A. 患者出现突发寒战、青紫、呼吸困难等羊水栓塞症状时，可协助患者取平卧位，加压给氧
B. 在使用缩宫素静脉点滴过程中，若患者出现羊水栓塞症状，应立即停止滴注
C. 需监测产程进展、宫缩强度与胎儿情况
D. 密切观察患者出血量、凝血情况，若子宫出血不止，应作好子宫切除术的术前准备
E. 严密监测并记录患者的生命体征，作好出入液量的记录

14. 妇科腹部手术前放置导尿管的目的是（　）。
A. 有利于术后患者休息
B. 有利于预防伤口感染
C. 有利于缓解患者紧张情绪
D. 有利于防止术后尿潴留
E. 有利于伤口愈合

15. 诊断性刮宫术后留院观察的时间是（　）。
A. 20 分钟
B. 30 分钟
C. 1 小时
D. 2 小时
E. 3 小时

16. 下列哪一项不属于恶性肿瘤的临床特征（　）。
A. 生长迅速
B. 粘连固定
C. 实质性
D. 常有腹水
E. 多较巨大

17. 盆腔检查的记录顺序是（　）。
A. 双侧附件、子宫、子宫颈、阴道、外阴
B. 外阴、子宫颈、子宫、双侧附件、阴道
C. 阴道、子宫颈、子宫、双侧附件、外阴

D. 外阴、阴道、子宫颈、子宫、双侧附件
E. 子宫、子宫颈、双侧附件、外阴、阴道

18. 以下哪项不是妇科检查室必须配备品（　）。
A. 臀垫
B. 无菌手套
C. 消毒肥皂水
D. 产包
E. 窥阴器

19. 产后除胎盘附着处外，子宫内膜修复的时间是（　）。
A. 1 周
B. 2 周
C. 3 周
D. 4 周
E. 6 周

20. 下列可以试产的情况是（　）。
A. 头位，骨盆上口狭窄
B. 头位，骨盆下口狭窄
C. 臀位，骨盆上口狭窄
D. 臀位，骨盆下口狭窄
E. 以上都可以

21. 局部治疗外阴炎可用（　）。
A. 3% 硼酸液湿敷
B. 40% 氧化锌油膏涂于局部
C. 0.5% 醋酸阴道灌洗
D. 1∶5000 高锰酸钾坐浴
E. 1% 乳酸阴道灌洗

22. 关于急产新生儿的处理，下列哪项是正确的（　）。
A. 常规注射破伤风抗毒素
B. 常规注射维生素 K，预防颅内出血
C. 预防性应用抗生素 3 日
D. 不宜母乳喂养
E. 脐静脉注射碱性药物

23. 胎心监护时出现变异减速，多提示为（　）。
A. 胎儿畸形
B. 羊水异常
C. 胎头受压
D. 脐带异常
E. 胎儿慢性宫内缺氧

24. 正常产产妇下床活动时间可在（　）。
A. 产后 8 小时
B. 产后 12 小时
C. 产后 24 小时
D. 产后 48 小时
E. 产后 1 周

25. 妊娠期补充维生素的意义是（　）。
A. 维生素 C 能预防孕妇皮肤过分干燥和乳头皲裂
B. 维生素 A 能增强胎儿机体抵抗力
C. 维生素 B 能预防孕妇阴道上皮细胞角化
D. 维生素 D 对胎儿骨、牙齿的正常发育有促进作用
E. 维生素 E 能促进造血系统的健全

26. 枕后位多能转成枕前位自然分娩，但完成内旋转动作较慢，因此护理上应（　）。
A. 指导孕妇屏气用力，促进宫口开大
B. 手转胎头帮助其枕前位
C. 严密观察，耐心等待，不宜过早干预
D. 行会阴侧切，阴道助娩
E. 做好剖宫产准备

27. 异位妊娠非手术治疗患者的护理措施是（　）。
A. 让患者尽量多活动
B. 让患者取半坐卧位休息
C. 阴道流血量不多说明病情不严重，不必担心
D. 避免腹部压力过大的活动
E. 以上均不正确

28. 关于过期妊娠的叙述，正确的是（　）。
A. 大部分胎儿为巨大儿
B. 胎盘功能均正常
C. 头盆不称时易发生过期妊娠
D. 对小样胎儿危害小
E. 常伴羊水过多

29. 关于妊娠合并贫血的叙述，正确的是（　）。
A. 孕妇血清铁 < 7.5μmol/L 为缺铁性贫血
B. 建议妊娠期孕妇摄取低蛋白质食物
C. 孕妇铁剂的补充首选口服制剂
D. 口服铁剂后若出现黑便为异常情况
E. 血红蛋白在80g/L以下者应全休，以减轻机体对氧的消耗

30. 对急性盆腔炎患者进行处理时，不正确的是（　）。
A. 半卧位休息
B. 补充营养及液体，纠正水、电解质紊乱
C. 根据细菌培养和药敏试验选择抗生素
D. 急性期均不采用手术治疗
E. 给予床边隔离

31. 关于晚期产后出血的处理，错误的是（　）。
A. 按摩子宫
B. 给予足量、广谱抗生素
C. 胎盘残留者行刮宫，刮出物不必送病理
D. 剖宫产者若阴道大量出血，可行剖腹探查
E. 必要时子宫切除

32. 外阴血肿的护理措施是（　）。
A. 一旦确诊，立即行术前准备
B. 告知患者疼痛是正常反应，应适当忍耐
C. 每日行外阴冲洗2次
D. 外阴血肿无论大小都给予保守治疗
E. 为防止血肿扩大，采用棉垫或是丁字带加压包扎血肿

33. 慢性盆腔炎的手术指征为（　）。
A. 月经过多
B. 两侧输卵管增粗
C. 不孕
D. 炎性包块，久治无效
E. 痛经

34. 中央性前置胎盘大出血患者的治疗是（　）。
A. 缩宫素引产
B. 胎头吸引助产
C. 产钳助产
D. 期待疗法
E. 剖宫产

35. 对诊断葡萄胎价值最大的是（　）。
A. 停经史
B. 阴道水泡状物排出
C. 尿妊娠试验阳性
D. 子宫体增大、变软
E. X线胸片有絮状阴影

二、多选题（以下每道考题有 5 个备选答案，每题至少有 2 个正确答案）

1. 婴儿抚触操作的注意事项包括（　）。
A. 抚触者操作前要洗净双手，用婴儿润肤油揉搓双手
B. 抚触时可播放柔和的音乐
C. 抚触过程中要与婴儿进行语言和情感交流
D. 抚触时要注意环境有无变化
E. 抚触时要注意婴儿的反应

2. 适合做诊断性刮宫检查的疾病是（　）。
A. 不孕症
B. 子宫内膜结核
C. 功能失调性子宫出血
D. 盆腔炎
E. 子宫内膜癌

3. 输液的护理措施是（　）。
A. 选择静脉由远端小静脉开始
B. 为保证血管的弹性，扎止血带越紧越好
C. 滴速 40~60 滴/分
D. 24 小时持续输液者，每 8 小时更换输液器一次
E. 拔针时棉球按在针眼下方

4. 淋病对新生儿的影响包括（　）。
A. 神经性耳聋
B. 可发生新生儿肝脾大
C. 可发生新生儿肺炎
D. 可发生新生儿结膜炎
E. 围生儿病死率增加

5. 子宫破裂的护理诊断包括（　）。
A. 胎儿受损的可能
B. 组织灌注量改变
C. 预感性悲哀
D. 躯体移动障碍
E. 疼痛

6. 由于雌激素缺乏，围绝经期综合征患者可能出现的改变包括（　）。
A. 心脑血管疾病发病率增加
B. 尿失禁
C. 反复发作尿路感染
D. 骨质疏松症
E. 子宫肌瘤

7. 重度新生儿窒息的临床表现是（　）。
A. 心率 70 次/分
B. 皮肤青紫
C. 皮肤苍白
D. 呼吸表浅
E. Apgar 评分为 4 分

8. 生殖器结核的辅助检查是（　）。
A. 腹腔镜检查
B. X 线检查
C. 阴道细菌培养
D. 子宫内膜活检
E. 结核菌素试验

9. 产科四步触诊第二步手法的检查目的为（　）。
A. 分辨胎背位于母体的哪一侧
B. 分辨四肢位于母体的哪一侧
C. 摸清宫底部是胎儿哪个部分
D. 确定胎背是向前、向侧或向后
E. 确定先露部入盆的程度

10. 急性胎儿窘迫的处理措施有（　）。
A. 孕妇左侧卧位
B. 孕妇随意卧位

C. 氧气吸入
D. 停用缩宫素
E. 纠正脱水

11. 脉压减小常见于（ ）。
A. 甲亢
B. 主动脉瓣狭窄
C. 心力衰竭
D. 心包积液
E. 主动脉瓣关闭不全

12. 软产道损伤常见于（ ）。
A. 胎儿过大
B. 胎儿娩出过快
C. 阴道助产手术不当
D. 滞产
E. 用力牵拉脐带

13. 下列哪些是新生儿特殊的生理现象（ ）。
A. 出生 2~3 天出现黄疸
B. 出生后第一天排黑色便
C. 出生数日后乳房肿块
D. 出生数日后阴道少量流血
E. 出生 2~4 天体重下降超过 10%

14. 产妇的心理障碍包括（ ）。
A. 产后敏感
B. 产后亢奋
C. 产后抑郁
D. 产后精神病
E. 产后沮丧

15. 关于妊娠期高血压疾病的预防和护理，下列叙述正确的是（ ）。
A. 限制活动可以预防妊娠期高血压疾病的发生
B. 低盐饮食可以预防妊娠期高血压疾病的发生
C. 低钙摄入人群补充钙剂可以预防妊娠期高血压疾病的发生
D. 为了控制体重，孕期低热量饮食有利于预防妊娠期高血压疾病的发生
E. 分娩前后应采取预防下肢静脉血栓的措施

16. 会阴切开术的指征是（ ）。
A. 会阴过紧，弹力差
B. 第二产程延长
C. 早产儿
D. 活跃期延长
E. 产妇患有心脏病

17. 曼氏手术的手术范围包括（ ）。
A. 阴道前壁修补术
B. 全子宫切除术
C. 主韧带缩短术
D. 宫颈部分切除术
E. 阴道后壁修补术

18. 巨大儿常引起的不良后果包括（ ）。
A. 头盆不称
B. 软产道损伤
C. 肩难产
D. 胎膜早破
E. 新生儿产伤

19. 对梅毒患者进行的健康宣教是（ ）。
A. 治疗期间禁止性生活
B. 青霉素治疗用药足量，疗程规则
C. 治疗后随访 2~3 年
D. 对青霉素过敏的孕妇可选择四环素类药物
E. 性伴侣同时接受检查和治疗

20. 对老年性阴道炎患者进行的健康指导内容包括（　）。
A. 每日用0.5%醋酸阴道灌洗
B. 操作前洗净双手以免感染
C. 可小剂量服用尼尔雌醇
D. 停止一切药物的应用
E. 穿棉织内裤

三、案例分析题（每个案例至少有3个提问，每个提问有多个备选答案，其中正确答案有1个或几个）

（1~6题共用题干）

孕妇，28岁。孕1产0，孕38周，宫缩5~6分钟1次，规律宫缩6小时后，阴道少量流血，故来医院就诊，查体，宫缩3分钟1次，宫缩强度“+”，持续25秒，胎心140次/分，血压120/80mmHg，阴道检查宫口开大3cm，胎膜未破，前羊水囊突出在宫口。孕期顺利，超声检查提示脐带绕颈。孕妇已临产，送入产房待产室待产，宫缩一直是5~6分钟1次，宫缩强度“+”，持续25秒，待产4小时后，阴道检查宫口开大仍为3cm，孕妇生命体征平稳，胎心正常，继续观察4小时后，产程仍无进展，因宫缩乏力，给以缩宫素加强宫缩，20分钟后孕妇宫缩2~3分钟1次，持续40秒，宫缩强度“+”。缩宫素静脉点滴4小时，阴道检查宫口开全，前羊水囊突出于宫口外，张力大，胎儿枕位不清。先露部高度在坐骨棘水平，胎心140次/分，孕妇生命体征正常。医师决定实施人工破膜。

1. 人工破膜的注意事项包括（　）。
A. 宫缩间歇时进行
B. 清洁外阴
C. 破膜后让羊水慢慢流出
D. 观察先露部下降
E. 观察胎心变化
F. 观察产程进展

2. 医师在宫缩间歇时进行人工破膜，突然羊水大量涌出，随后产妇出现剧烈腹痛，拒绝腹部触诊，听胎心130次/分，孕妇阴道流血量增加。孕妇最可能出现的情况是（　）。
A. 宫颈裂伤出血
B. 缩宫素导致宫缩过强
C. 胎盘早剥
D. 羊水栓塞
E. 枕位异常
F. 脐带脱垂

3. 进一步处理措施是（　）。
A. 观察产程进展
B. 立即剖宫产
C. 继续使用缩宫素缩短产程
D. 给予硬膜外麻醉镇痛
E. 监测胎心变化
F. 做好接产准备

4. 10分钟后，产妇屏气用力时胎头拨露，胎心90~100次/分。助产士应采取的措施有（　）。
A. 阴部清洁及消毒
B. 准备接产
C. 作好新生儿复苏准备
D. 预防产后出血
E. 会阴切开
F. 作好产钳手术助产的准备

5. 胎儿娩出后，脐带绕颈2周，胎盘随之娩出，检查胎盘有1/3有血块压迹，脐带附着于胎盘一侧，脐带长度 40cm。该产妇发生胎盘早剥的原因可能有（　）。

A. 使用缩宫素
B. 羊水过多
C. 产程过快
D. 宫缩过强
E. 脐带绕颈
F. 人工破膜太晚

6. 预防胎盘早剥的措施有（　）。

A. 定期产前检查
B. 治疗高危因素
C. 妊娠晚期避免长时间仰卧
D. 避免腹部外伤
E. 羊膜腔穿刺应在 B 超引导下进行
F. 宫缩间歇时破膜

（7~12 题共用题干）

某初产妇，孕 37 周，妊娠并发先天性心脏病，心功能Ⅱ级，宫缩 4~5 分钟 1 次，每次持续时间 20~30 秒。查体：宫口开大 1cm，宫颈管消退 80%，胎心率 155 次/分，胎位为枕左前位，B 超检查估计胎儿 2500g。

7. 针对该孕妇目前的情况，应采取的处理措施是（　）。

A. 硫酸镁保胎治疗
B. 予以心理支持与鼓励
C. 严密监护下阴道试产
D. 立即剖宫产结束分娩
E. 行产钳阴道助产分娩
F. 肥皂水灌肠以促宫缩

8. 针对该产妇分娩期的护理措施是（　）。

A. 第一产程按一般待产常规监护
B. 为该产妇灌肠以促进宫缩
C. 分娩时调节分娩床以取平卧位
D. 第二产程鼓励产妇屏气用力
E. 胎儿娩出后立即用麦角新碱
F. 胎儿娩出后用抗生素预防感染

9. 进入第二产程时，该产妇突然出现咳嗽，咳粉红色泡沫痰，心率 146 次/分，呼吸 27 次/分。应立即采取的处理措施是（　）。

A. 取平卧位以增进产妇舒适
B. 予以鼻导管吸氧 2L/min
C. 遵医嘱使用洋地黄类药物
D. 给予产妇肌内注射吗啡
E. 氧气用 20%~30% 酒精湿化后吸入
F. 准备行产钳助产取出胎儿

10. 为抢救患者，医师决定使用去乙酰毛花苷。关于去乙酰毛花苷，下列叙述正确的是（　）。

A. 其药理作用是加强心肌收缩力
B. 其药理作用是负性频率作用，减慢心率
C. 给药前患者脉搏不应低于 60 次/分
D. 成人常用量为每次 1~1.6mg
E. 用 5% 葡萄糖液稀释
F. 静脉快速推注

11. 经抢救，产妇情况好转，胎儿娩出，产妇心率 108~112 次/分，呼吸 22~24 次/分，心功能Ⅲ~Ⅳ级。产褥期正确的护理措施是（　）。

A. 立即于腹部放置沙袋
B. 鼓励产妇照顾新生儿
C. 给予心理支持与鼓励
D. 肌内注射麦角新碱
E. 协助进行母乳喂养
F. 尽早下床开始运动

12. 该产妇的出院教育是（　）。

A. 采取适宜的避孕措施，严格避孕
B. 鼓励产妇亲自参与照顾新生儿

C. 整个产褥期应持续使用抗生素
D. 产后复查包括内科检查
E. 可在产后 1 周行绝育术
F. 保持良好的心理状态

（13~18 题共用题干）

某孕妇，妊娠 39 周，乙肝表面抗原阳性，担心母乳喂养会将乙肝病毒传染给婴儿，家人劝其在婴儿出生后人工喂养。

13. 关于肝炎患者能否母乳喂养，下列叙述正确的是（ ）。
  A. 不建议乙肝表面抗原携带者产妇母乳喂养
  B. 患甲肝的产妇在急性期隔离时暂停母乳喂养
  C. 不建议乙肝活动期产妇马上母乳喂养
  D. 丙肝病毒感染产妇不是母乳喂养的禁忌证
  E. 感染单纯疱疹病毒的产妇，要避免婴儿直接接触病变部位
  F. 不建议活动性肺结核的产妇母乳喂养

14. 乙肝母婴阻断最有效的方法是（ ）。
  A. 新生儿出生后常规注射乙肝疫苗
  B. 新生儿出生时注射高价免疫球蛋白
  C. 新生儿出生半月后再接种高价免疫球蛋白
  D. 新生儿出生后立即注射乙肝免疫球蛋白，并在 0、1、6 个月接种乙肝疫苗
  E. 乙肝疫苗和高价免疫球蛋白不能同时接种
  F. 新生儿出生 24 小时后接种乙肝疫苗和高价免疫球蛋白

15. 医师对该孕妇进一步评估后，建议其在新生儿出生后做好乙肝母婴传播阻断，并进行母乳喂养。针对该产妇的乙肝母婴阻断问题，下列指导正确的有（ ）。
  A. 每次哺乳使用假乳头预防乳头损伤
  B. 每次挤出母乳喂养婴儿
  C. 每次哺乳前应洗手
  D. 注意婴儿正确的含接姿势，预防乳头皲裂
  E. 产妇乳头皲裂出血或婴儿口腔溃疡时应暂停母乳喂养
  F. 婴儿用的毛巾、脸盆、饮水用的杯子应独立使用

16. 该产妇一侧乳头发生皲裂，下列处理方法正确的是（ ）。
  A. 乳头皲裂侧乳房使用假乳头继续哺乳
  B. 乳头皲裂侧乳房仍可直接哺乳
  C. 没有皲裂侧乳房可以继续哺乳
  D. 皲裂侧乳房暂停哺乳，但应挤奶保持乳腺管通畅
  E. 禁止母乳喂养，改用人工喂养
  F. 皲裂处涂抹安全的乳头愈合软膏，愈合后可继续喂养

17. 关于人类免疫缺陷病毒（HIV）感染产妇的婴儿喂养方式，下列叙述正确的是（ ）。
  A. HIV 感染的产妇提倡人工喂养，避免母乳喂养，杜绝混合喂养
  B. 母乳喂养同时给婴儿吃其他食物或饮料可能会损伤婴儿肠道，使病毒更易侵犯机体
  C. 在没有条件奶粉喂养的情况下，挤奶并煮沸乳汁后喂哺是比较安全的方法
  D. 哺乳时使用乳头保护罩
  E. 混合喂养
  F. 出生前 4 天用奶粉喂养并丢弃初乳

18. 如果人工喂养婴儿，下列叙述正确的是（　）。
A. 用羊初乳喂婴儿最好
B. 住院期间由家属自备奶具、奶粉
C. 住院期间医院统一配备奶具、奶粉
D. 新生儿应根据出生天数及体重决定每天的奶量
E. 1岁以内婴儿用配方奶喂养
F. 6个月内婴儿可以喂新鲜牛奶

（19~22题共用题干）
患者，女性，36岁。左下腹肿块多年，如孕12周大小，囊性，排便后突感左下腹持续性疼痛，继而肿块稍有增大，拒按。
19. 诊断考虑为（　）。
A. 囊性破裂
B. 蒂扭转
C. 囊内感染
D. 囊内出血
E. 恶性变

20. 该患者术后需注射青霉素，不是青霉素过敏引起的消化道症状是（　）。
A. 腹痛、便血
B. 恶心、呕吐、腹胀
C. 腹胀、腹痛、腹泻
D. 腹胀、便秘
E. 腹泻与便秘交替出现

21. 青霉素引起血清病型反应的表现错误的有（　）。
A. 胸闷气促
B. 面色苍白、脉细弱、血压下降
C. 头晕、视物模糊、四肢麻木
D. 发热、关节肿痛、淋巴结肿大
E. 腹痛、便血

22. 股静脉的穿刺部位在（　）。
A. 股动脉内侧
B. 股动脉外侧
C. 股神经内侧
D. 股神经外侧
E. 股神经和股动脉之间

（23~25题共用题干）
患者，28岁。孕2产0，妊娠40周，规律宫缩14小时后，宫口开全。因臀位行臀牵引术，胎盘娩出后5分钟突发大量活动性阴道流血，暗红色，有血块，约400ml。查体：P 98次/分，BP 95/60mmHg，宫底平脐，质软。
23. 该产妇最可能的出血原因是（　）。
A. 宫颈裂伤
B. 阴道裂伤
C. 产后宫缩乏力
D. 胎盘部分剥离
E. 凝血功能障碍
F. 缩宫素使用不当

24. 处理措施有（　）。
A. 加强宫缩
B. 按摩子宫
C. 行刮宫术
D. 应用宫缩药
E. 使用升压药物
F. 若膀胱过度充盈，迅速给予导尿

25. 该产妇仍有晚期产后出血的可能，关于晚期产后出血叙述正确的是（　）。
A. 分娩2小时后发生的子宫大出血
B. 多数发生在产后6~8周
C. 胎盘胎膜残留是一个重要原因
D. 多数晚期产后出血发生在产后10天左右
E. 子宫复旧不全也是晚期产后出血的原因之一

F. 胎儿娩出24小时后产褥期内发生的子宫大量出血

（26～31题共用题干）

某孕妇，28岁。孕1产0，孕39周，晚上6点，因阴道见红伴不规则下腹痛来院就诊。助产士接诊，完成就诊评估。

26. 除了孕妇的主诉，助产士收集的内容还应包括（　）。
A. 生命体征
B. 有无危急症
C. 目前产科情况
D. 身份等基本信息
E. 历次产科检查资料
F. 文化程度、经济状况、支付形式与支付水平
G. 有无随行人员及关系
H. 分娩计划书

27. 该孕妇为硕士学历，家庭经济状况良好，虽未加入医疗保险，但有良好的支付能力。因近期丈夫出差不在身边，有些紧张，晚餐后感觉下腹痛，由其婆婆陪同来院就诊。查看历次产科检查资料，孕期检查无异常。为了进一步明确当前产科情况，助产士按常规完成相应检查。下列哪些检查能对该孕妇目前情况做出正确的判断（　）。
A. 腹部检查
B. 多普勒胎心听诊
C. 胎儿电子监护
D. 骨盆测量
E. 阴道检查
F. B型超声检查
G. 肛门检查

28. 产科检查：宫颈软，宫颈管尚未完全消失，宫口未扩张，先露为胎头，位置在坐骨棘上二指。行胎儿电子监护，显示宫缩每隔10～20分钟，持续15～20秒，峰值时显示宫腔压力不到25mmHg，胎心为134次/分。人工摸宫缩30分钟，偶有一过性子宫收缩，但持续时间短且不规律。告知产妇尚未临产，建议回家休息。助产士建议孕妇回家休息的理由是（　）。
A. 分娩尚未发动，不宜过早入院
B. 过早入院会导致孕妇精神紧张影响产程
C. 过早入院会增加医务人员的工作量
D. 过早入院会增加医疗干预
E. 此时的腹痛为假临产
F. 见红是分娩即将开始的征象
G. 没有床位

29. 孕妇听完助产士的建议仍执意入院并要求催产或剖宫产，尽快结束分娩，助产士为其讲解分娩知识，关于分娩，下列叙述正确的是（　）。
A. 分娩是一个正常的生理过程
B. 孕产妇有能力完成分娩，不需要任何帮助
C. 分娩是一个耗能的过程，分娩前应充分休息
D. 催产方法很多，孕产妇可以自主选择
E. 剖宫产能很快结束分娩，是最佳分娩选择
F. 缩宫素可促进宫颈成熟，达到催产的目的
G. 缩宫素的作用与产妇体内缩宫素受体的数量有关

30. 关于子宫收缩，下列叙述错误的是（　）。
A. 阵痛是子宫平滑肌生理性收缩的特征
B. 宫缩使宫颈管变软，宫口扩张

C. 宫缩具有节律性、对称性、极性和缩复作用
D. 自主神经兴奋促使子宫收缩，发动分娩
E. 子宫收缩的节律性对胎儿血流灌注不利，可导致宫内窘迫
F. 正常宫缩起搏点在宫颈，向宫底扩散，形成极性
G. 子宫肌纤维的缩复作用使子宫上下段肌壁厚薄不同，形成生理性缩复环
H. 产妇紧张时交感神经兴奋，子宫收缩力强

31. 经助产士讲解分娩知识后，该产妇同意回家休息，待分娩正式启动再入院。接诊助产士交待注意事项。关于分娩前的注意事项，下列叙述正确的是（　）。
A. 卧床休息
B. 流质饮食
C. 多运动，促使分娩启动
D. 禁止淋浴
E. 24 小时后产程将启动
F. 晨起时，若产痛（宫缩痛）减轻，是正常现象
G. 出现阴道流液、流血（大于月经量）、头晕、视物模糊等异常情况需来院就诊

（32~37 题共用题干）

初产妇，会阴侧切自然分娩一正常女婴，总产程 16 小时。现产后 4 小时。护理查体：体温 37.5℃，脉搏 84 次/分，呼吸 18 次/分，血压 125/75mmHg，SpO_2 98%。子宫底脐上二指，阴道流血多于月经量，膀胱耻上二指，无乳汁分泌，无乳胀。

32. 该产妇体温略高的原因，最可能是（　）。
A. 产程中过度疲劳
B. 分娩中感染
C. 泌乳热
D. 情绪紧张
E. 子宫收缩痛
F. 泌尿道炎症

33. 对该产妇现阶段进行护理评估，评估的内容有（　）。
A. 心理状态
B. 子宫收缩和阴道流血
C. 跌倒评分
D. 膀胱充盈
E. 乳汁分泌
F. 生命体征
G. 会阴伤口

34. 此时，该产妇的恶露性状应为（　）。
A. 色鲜红，镜下见大量红细胞、坏死蜕膜及少量胎膜
B. 色鲜红，镜下见少量红细胞、宫腔渗出液、宫颈黏液
C. 色鲜红，镜下见大量白细胞、红细胞、坏死蜕膜及少量胎膜
D. 色淡红，镜下见大量红细胞、坏死蜕膜及少量胎膜
E. 色淡红，镜下见较多坏死蜕膜组织、宫腔渗出液、宫颈黏液
F. 色泽白，镜下见大量白细胞、坏死蜕膜、表皮细胞和细菌

35. 针对该产妇首要的护理措施是（　）。
A. 协助母乳喂养
B. 协助产妇排尿，排空膀胱
C. 导尿
D. 卧床休息
E. 饮食指导
F. 肌内注射缩宫素

36. 产妇自主排尿不畅，查体：子宫底平脐，质硬，阴道流血似月经量，膀胱耻上一指。应给予的护理措施有（　）。
A. 热毛巾敷下腹部
B. 温水冲洗会阴部诱导排尿
C. 针刺三阴交
D. 音频物理治疗
E. 留置导尿
F. 新斯的明肌内注射

37. 造成该产妇产后尿潴留的原因是（　）。
A. 分娩过程中膀胱受压，黏膜充血水肿
B. 体位不舒适
C. 外阴伤口疼痛
D. 膀胱肌张力下降
E. 产后疲劳
F. 产妇大量出汗

（38~45 题共用题干）
一女婴，胎龄 34 周，出生体重 2500g，身长 46cm，皮肤红嫩，胎毛多，头发细软，足底前 1/3 有足纹。
38. 判断此新生儿为（　）。
A. 足月儿
B. 早产儿
C. 足月小样儿
D. 过期产儿
E. 低体重儿
F. 极低体重儿

39. 该新生儿出生时 Apgar 评分为 10 分，羊水清，出生 1 小时测体温 36℃，四肢偏冷，肤色红润，哭声响亮。该新生儿体温低的主要原因是（　）。
A. 室温低
B. 早产儿
C. 感染
D. 低血糖
E. 脱水
F. 急性呼吸窘迫综合征

40. 对该新生儿的护理措施主要有（　）。
A. 加强喂养
B. 监测体温
C. 袋鼠式保暖
D. 热水袋保暖
E. 监测血糖
F. 加奶

41. 保暖后，该新生儿体温恢复正常，哺乳佳。出生第 3 天出现皮肤轻度黄染，一般情况好，血清胆红素 171μmol/L。该新生儿可能的诊断是（　）。
A. 新生儿肝炎
B. 新生儿溶血症
C. 新生儿败血症
D. 新生儿肺炎
E. 母乳性黄疸
F. 生理性黄疸

42. 生理性黄疸发生的原因是（　）。
A. 胆红素产生过多及肠肝循环增加
B. 胆红素产生过多
C. 肝酶系统发育不完善
D. 肝酶系统发育不完善及肠肝循环增加
E. 肠肝循环增加

43. 生理性黄疸的特点是（　）。
A. 出生 2~3 天出现
B. 足月儿总胆红素≤205μmol/L
C. 足月儿黄疸在 3 周时开始消退
D. 一般情况好
E. 黄疸退而复现
F. 血清直接胆红素＜26μmol/L

44. 对该新生儿应采取的处理措施是（　）。

A. 蓝光治疗
B. 补充白蛋白
C. 输注血浆
D. 口服苯巴比妥
E. 暂不处理
F. 使用抗生素

45. 该新生儿黄疸消退的时间是生后（　）。

A. 3~5 天
B. 4~6 天
C. 5~7 天
D. 7~10 天
E. 10~14 天
F. 3~4 周

参考答案

一、单选题

1. C	2. B	3. B	4. C	5. E	6. E	7. D	8. C	9. D	10. B
11. B	12. B	13. A	14. D	15. C	16. E	17. D	18. D	19. C	20. A
21. D	22. B	23. D	24. B	25. D	26. C	27. D	28. C	29. C	30. D
31. C	32. E	33. D	34. E	35. B					

二、多选题

1. ABCE	2. ABCE	3. AC	4. CDE	5. BCE
6. ABCD	7. AC	8. ABCE	9. ABD	10. ACDE
11. BCD	12. ABC	13. ABCD	14. CDE	15. CE
16. ABCE	17. ACDE	18. ABCE	19. ABCE	20. ABCE

三、案例分析题

1. ABCDEF	2. C	3. AEF	4. ABCDEF	5. E
6. ABCDEF	7. BC	8. F	9. CDEF	10. ABCE
11. AC	12. ADEF	13. BCDEF	14. D	15. CDEF
16. CDF	17. ABC	18. CDE	19. B	20. BCDE
21. ABCE	22. A	23. C	24. ABDF	25. CDEF
26. ABCDEFGH	27. ABCDE	28. ABEF	29. ACG	30. BDEFH
31. FG	32. AB	33. ABCDEFG	34. A	35. B
36. ABCDF	37. ACDE	38. B	39. B	40. ABC
41. F	42. BC	43. ABDF	44. E	45. F

高级卫生专业技术资格考试用书
妇产科护理学模拟试卷（六）

中国协和医科大学出版社
北　京

模拟试卷（六）

一、单选题（以下每道考题有5个备选答案，请选择1个最佳答案）

1. 关于产后泌尿系统感染的叙述，错误的是（ ）。
   A. 产后2~3天出现症状
   B. 首先感染膀胱
   C. 右侧肾盂肾炎多见
   D. 肾盂肾炎多由下泌尿道上行感染所致
   E. 肾盂肾炎表现为高热、腰痛，通常不伴有膀胱刺激症状

2. 臀位孕妇纠正胎位的方法是（ ）。
   A. 孕30周前取膝胸卧位
   B. 孕30周后取膝胸卧位
   C. 每日练习5次
   D. 每次练习1小时
   E. 每次练习后做胎儿监护

3. 妊娠合并心脏病患者易发生（ ）。
   A. 血压升高
   B. 呼吸衰竭
   C. 产褥感染
   D. 胎膜早破
   E. 心力衰竭

4. 关于宫缩特点的叙述，错误的是（ ）。
   A. 临产后随着产程进展，宫缩持续时间逐渐延长，间歇期逐渐缩短
   B. 阵发性宫缩反复出现，直至分娩彻底结束
   C. 子宫底部收缩力最强、最持久
   D. 正常宫缩起自子宫底，向子宫下段扩散
   E. 宫缩时子宫肌纤维缩短，间歇时不能恢复到原来长度

5. 人工剥离胎盘术术前准备不包括（ ）。
   A. 交叉配血、备血
   B. 准备麦角新碱
   C. 开放静脉通道
   D. 向患者解释手术目的
   E. 准备宫腔镜

6. 关于卵巢恶性肿瘤临床特点的叙述，不正确的是（ ）。
   A. 早期多无症状
   B. 出现症状时多为晚期
   C. 晚期患者可有恶病质表现
   D. 症状轻重与发病年龄有关
   E. 可出现种植转移

7. 为避免重复感染，外阴阴道假丝酵母菌病患者的内裤应（ ）。
   A. 用含氯消毒液浸泡消毒
   B. 煮沸消毒
   C. 日光下暴晒
   D. 紫外线消毒
   E. 不需处理

8. 宫缩时子宫不硬，按压有凹陷，节律极性正常，属于（ ）。
   A. 子宫收缩正常
   B. 协调性宫缩过强
   C. 不协调性宫缩过强
   D. 协调性宫缩乏力
   E. 不协调性宫缩乏力

9. 不是预防子痫发作的护理措施是（ ）。
   A. 嘱患者绝对卧床休息

B. 保持病房光线充足
C. 保持环境安静
D. 各项治疗操作集中进行
E. 监测生命体征及神志变化

10. 下列不属于产后 2 小时内在产房内急需观察的内容是（　）。
A. 子宫收缩
B. 宫底高度
C. 膀胱充盈情况
D. 会阴、阴道有无血肿
E. 新生儿喂养情况

11. 用硫酸镁治疗妊娠期高血压疾病时中毒反应最早出现的是（　）。
A. 血压降低
B. 呼吸次数减少
C. 膝反射消失
D. 心率减慢
E. 尿液减少

12. 孕妇。孕 1 产 1，由于滞产压迫致尿漏，出现漏尿的时间多在（　）。
A. 分娩后立即出现
B. 产后 3~7 天
C. 产后 10~14 天
D. 产后 1 个月
E. 产后 2 个月

13. 正常产褥期产妇不应出现（　）。
A. 排尿多
B. 腹泻
C. 白细胞总数高
D. 脉搏 60~70 次/分
E. 呼吸 14~16 次/分

14. 卵巢肿瘤中易发生蒂扭转的是（　）。
A. 浆液性囊腺瘤
B. 黏液性囊腺瘤
C. 无性细胞瘤
D. 畸胎瘤
E. 颗粒细胞瘤

15. 妇产科三合诊检查是指（）。
A. 超声、腹部、阴道镜检查
B. 直肠、腹部、阴道镜检查
C. 腹部、阴道、直肠联合检查
D. 阴道镜、腹部、B 超检查
E. 超声、阴道镜、直肠检查

16. 产前检查的时间规定是（　）。
A. 妊娠 28 周以前每 2 周检查一次
B. 妊娠 28 周以前每 4 周检查一次
C. 妊娠 28 周以后每 4 周检查一次
D. 妊娠 36 周以前每 4 周检查一次
E. 妊娠 36 周以后每 2 周检查一次

17. 下列哪种方法对功血患者的止血效果不好（　）。
A. 诊断性刮宫
B. 肌注酚磺乙胺
C. 雌激素口服
D. 肌注黄体酮
E. 肌注丙酸睾丸酮

18. 孕妇缺钙时常表现（　）。
A. 腓肠肌痉挛
B. 腰骶部疼痛
C. 尿频
D. 下肢水肿
E. 皮肤弹力纤维断裂

19. 不是预防子宫破裂的措施是（　）。
A. 建立健全三级保健网，有异常分娩史者提前住院待产
B. 遵守各种阴道手术操作规程

C. 严格掌握宫缩剂使用方法和指征，可于胎儿娩出前肌内注射缩宫素
D. 密切观察产程，识别先兆子宫破裂征象
E. 有剖宫产史的产妇试产时间不应超过 12 小时

20. 产后会阴护理措施是（　）。
A. 1∶200 苯扎溴铵外阴擦洗
B. 会阴水肿时用 25% 硫酸镁湿热敷
C. 会阴伤口感染者应延期拆线
D. 有会阴侧切伤口者取健侧卧位
E. 产后 3 天可行温水坐浴

21. 不是人工流产并发症的是（　）。
A. 瘢痕子宫易发生子宫穿孔
B. 宫体过度屈曲易发生吸宫不全
C. 吸宫不全并不常见
D. 双子宫易发生漏吸
E. 术后感染

22. 下列哪项是评估患者有无腹腔内出血的检查（　）。
A. 超声波检查
B. 阴道后穹隆穿刺
C. 腹腔镜检查
D. 腹腔穿刺
E. X 线检查

23. 正常情况下，能辨别胎儿性别，并且肠管已蠕动，应该是在妊娠（　）。
A. 8 周
B. 9 周
C. 10 周
D. 11 周
E. 12 周

24. 关于先兆流产孕妇的护理，下列哪项是错误的（　）。
A. 可用肥皂水灌肠
B. 禁止性生活
C. 遵医嘱给药
D. 心理护理
E. 卧床休息

25. 尖锐湿疣孕妇的病变特点是（　）。
A. 妊娠期生长缓慢，产后增大
B. 妊娠期生长迅速，产后缩小或消失
C. 妊娠期生长迅速，产后增大
D. 与妊娠无关
E. 妊娠期生长缓慢，产后缩小

26. 关于胎动的叙述，错误的是（　）。
A. 妊娠 18~20 周孕妇开始自觉胎动
B. 孕妇每日早、中、晚各数 1 个小时胎动
C. 每小时胎动数 3~5 次
D. 12 小时胎动累计数不少于 20 次为正常
E. 12 小时胎动累计数少于 10 次，或逐日下降 >50% 而不能恢复者，应考虑胎儿宫内缺氧

27. 双胎妊娠第一胎儿娩出后的措施是（　）。
A. 应立即断脐，防止第二胎儿失血
B. 若第二胎儿为臀位，立即剖宫产
C. 立即肌注缩宫素预防产后出血
D. 腹部放置沙袋预防产后出血
E. 立即娩出第二胎儿

28. 关于痛经的治疗和护理措施，正确的叙述是（　）。
A. 原发性痛经属于正常生理反应，不需特殊处理
B. 应每次给予镇痛剂缓解痛经
C. 可给予前列腺素合成酶抑制剂治疗痛经

D. 不可给予腹部热敷，否则会加重出血和子宫缺血，加重痛经
E. 青春期女性痛经不可给予避孕药

29. 预防产力异常的措施，下列哪项不恰当（　）。
A. 产前宣教
B. 嘱产妇按时排尿
C. 产程中关心、体贴产妇
D. 产程开始常规给予镇静药
E. 宫缩乏力时可用缩宫素

30. 外阴癌患者术后的护理措施，是（　）。
A. 手术后外阴及腹股沟伤口加压包扎24小时，压沙袋12小时
B. 外阴敷料拆除后每日用0.02%的碘伏溶液擦洗1次
C. 术后保留尿管10天
D. 术后第2天用支架支起盖被以利通风
E. 外阴擦洗后应用热风吹伤口20分钟

31. 先兆早产患者使用有抑制宫缩作用的药物是（　）。
A. 硫酸镁
B. 米非司酮
C. 甲基多巴
D. 黄体酮
E. 甲氨蝶呤

32. 患者，女性，25岁。停经3个月，阴道淋漓流血2个月，阴道前壁有胡桃大紫蓝色结节，子宫软，如孕4个半月大小，尿妊娠试验（+），诊断应考虑为（　）。
A. 葡萄胎
B. 侵袭性葡萄胎
C. 双胎妊娠
D. 妊娠合并子宫肌瘤
E. 先兆流产

33. 患者，女性，22岁。自初潮后即表现为月经开始前1天腹痛，时有恶心，子宫、附件正常，最可能是（　）。
A. 盆腔炎
B. 子宫内膜异位症
C. 盆腔结核
D. 宫颈炎
E. 原发性痛经

34. 患者，女性，32岁。孕1产0，产前检查发现患缺铁性贫血，针对缺铁性贫血护理措施错误的是（　）。
A. 增加含铁食物的摄入
B. 补充铁剂
C. 服用铁剂时用果汁送服
D. 铁剂应在餐前半小时服用
E. 服用铁剂后可能导致便秘

35. 单侧卵巢囊肿的治疗方法是（　）。
A. 阴道镜
B. 宫腔镜
C. 腹腔镜
D. 剖腹探查
E. 诊断性刮宫

二、多选题（以下每道考题有5个备选答案，每题至少有2个正确答案）

1. 听胎心音时，听到的与孕妇脉搏一致的声音是（　）。
A. 胎心音
B. 子宫动脉杂音
C. 胎动音
D. 脐带血管杂音

E. 腹主动脉杂音

2. 产后出血易发生的时段是（　）。
A. 胎儿娩出至胎盘娩出前
B. 胎儿娩出时
C. 胎儿娩出至产后 30 分钟
D. 胎盘娩出至产后 2 小时
E. 产后 2 小时至产后 24 小时

3. 体外授精及胚胎移植的适应证是（　）。
A. 双侧输卵管阻塞
B. 宫颈因素不孕
C. 子宫内膜异位症
D. 不明原因性不孕
E. 子宫内膜结核

4. 产后早期活动的益处包括（　）。
A. 有利于体形恢复
B. 有利于乳汁分泌
C. 有利于预防下肢静脉血栓形成
D. 有利于子宫复旧
E. 有利于预防便秘

5. 下列属于先兆流产临床表现的有（　）。
A. 停经后出现少量阴道流血
B. 宫颈口扩张 2cm
C. 下腹轻微痛
D. 腰痛
E. 腰部坠胀感

6. 头皮血肿患儿的护理是（　）。
A. 保持安静
B. 不能穿刺，以防感染
C. 观察呼吸
D. 发展快者应给予冷敷
E. 不消退者可给予按摩

7. 滴虫性和念珠菌性阴道炎的传染方式有（　）。
A. 性交
B. 手足癣
C. 公共浴池
D. 坐式马桶
E. 医疗器械

8. 适用于治疗子宫内膜癌的药物是（　）。
A. 苯甲酸雌二醇
B. 甲羟孕酮
C. 他莫昔芬
D. 多柔比星（阿霉素）
E. 顺铂

9. 输液速度宜慢的药物是（　）。
A. 0.9% 氯化钠
B. 20% 甘露醇
C. 高渗盐水
D. 多巴胺
E. 含钾溶液

10. 关于分娩痛，下列叙述正确的是（　）。
A. 分娩痛是人类分娩活动的普遍表现
B. 分娩痛是分娩时子宫平滑肌生理性收缩的独具特征
C. 分娩时的子宫收缩是阵发的、疼痛性的，也是生理性的
D. 分娩时剧烈的疼痛不会对母儿产生任何影响
E. 分娩痛伴随着分娩的发动而出现，分娩结束会持续

11. 急性少尿可见于下列哪些情况（　）。
A. 尿崩症
B. 糖尿病
C. 肾病综合征
D. 失血性休克
E. 急性肾衰竭

12. 属于卵巢肿瘤并发症的是（　）。
A. 蒂扭转

B. 破裂
C. 感染
D. 恶变
E. 红色样变

13. 高危孕妇产时护理包括（　）。
A. 吸氧
B. 严密监测胎心
C. 剖宫产终止妊娠
D. 严密观察产程
E. 一旦决定手术应迅速做好术前准备

14. 月经周期中卵巢与子宫内膜的关系相对应为（　）。
A. 卵巢处于黄体期，子宫内膜处于增生期
B. 卵巢处于黄体期，子宫内膜处于分泌期
C. 卵巢处于增生期，子宫内膜处于增生期
D. 卵巢处于增生期，子宫内膜处于分泌期
E. 卵巢处于排卵期，子宫内膜处于月经期

15. 正常新生儿的视觉特点有（　）。
A. 出生后瞳孔没有对光反射
B. 对阴暗有感觉
C. 喜欢柔和的光线
D. 喜欢刺激的强光
E. 出生 2 周能辨别颜色的组合形式

16. 滴虫性阴道炎常用的药物疗法（　）。
A. 1% 乳酸或 0.5% 醋酸溶液阴道冲洗
B. 早孕患者口服甲硝唑 0.4g，每天 2 次共 5 天
C. 2%~4% 碳酸氢钠溶液冲洗阴道，每天 1 次
D. 未婚女性患者口服甲硝唑 0.2g，每天 2 次共 7 天
E. 睡前阴道放置甲硝唑 0.2g，每天 2 次共 10 天

17. 头先露胎儿窘迫的临床表现为（　）。
A. 宫缩时胎心率减至 110 次/分
B. 羊水呈棕黄色
C. 胎动频繁
D. 胎心率 >168 次/分
E. 胎心率为 110/分

18. 阴道脱落细胞检查适用于（　）。
A. 妇科常规检查
B. 卵巢功能测定
C. 防癌普查
D. 判断阴道清洁度
E. 宫颈癌早期诊断

19. 尿漏的预防措施是（　）。
A. 积极提高产科的助产质量
B. 妇科手术过程中如损伤输尿管，应立刻行修补术
C. 妇科腹部手术术前行留置导尿
D. 阴道助产前应先导尿
E. 对于分娩过程中膀胱及阴道受压过久，疑有损伤者，产后应保留尿管 3~5 日

20. 关于卵巢癌健康宣教内容的描述，正确的是（　）。
A. 30 岁以上女性应每年进行妇科检查
B. 育龄期直径大于 5cm 的卵巢囊肿应及时切除
C. 青春期前卵巢增大应加以重视
D. 绝经后卵巢肿物可定期随访观察
E. 有家族史者需注意监测

三、案例分析题（每个案例至少有3个提问，每个提问有多个备选答案，其中正确答案有1个或几个）

（1~6题共用题干）

孕妇，28岁。孕3产0，孕22周，曾人工流产2次。主诉近2周自觉腹部没有明显增大，未感胎动，阴道少量流血，色呈棕褐色，下腹轻微痛，就诊于门诊。妇科检查：子宫如孕16周大，宫颈口关闭，听诊未闻及胎心，B超提示胎头双顶径（BPD）为3.1cm。

1. 该孕妇可能发生的情况是（　）。
   A. 难免流产
   B. 不全流产
   C. 完全流产
   D. 稽留流产
   E. 复发性流产
   F. 感染性流产

2. 该孕妇入院后，应完善的检验项目有（　）。
   A. 血常规
   B. 出血及凝血时间
   C. 血小板计数
   D. 血纤维蛋白原
   E. 凝血酶原时间
   F. 3P试验

3. 有关预防孕妇感染措施，下列叙述正确的是（　）。
   A. 监测体温
   B. 注意阴道流血的性质
   C. 观察阴道分泌物的颜色
   D. 监测血象
   E. 注意无菌操作
   F. 留意阴道分泌物的气味

4. 入院当天下午，孕妇下床时出现大量阴道流血，血液不凝固，结合血化验结果，诊断为弥散性血管内凝血。此时该孕妇的检验结果，可能出现异常的项目是（　）。
   A. 3P试验（++）
   B. 凝血酶原时间24.6秒
   C. 纤维蛋白（原）降解产物60μg/ml
   D. 凝血酶时间16.4秒
   E. 纤维蛋白原1.19g/L
   F. D-二聚体11.44μg/ml

5. 关于孕妇出现凝血功能障碍的处理措施，下列叙述正确的是（　）。
   A. 应尽早使用肝素
   B. 使用纤维蛋白原
   C. 输新鲜血
   D. 输新鲜冷冻血浆
   E. 尽快行刮宫术
   F. 严密观察患者的生命体征

6. 孕妇经治疗后，凝血功能好转，在B超下行刮宫术，术后恢复良好，1周后出院。该产妇返院复查的时间应为流产后的（　）。
   A. 1周
   B. 2周
   C. 1个月
   D. 42天
   E. 2个月
   F. 3个月

（7~9题共用题干）

患者，女性，25岁。因“先天性无阴道”来诊。查体：体格及第二性征发育正常。妇科检查：外阴发育正常，阴道外口处有一浅窝。

7. 该患者还应进行的检查项目包括（　）。
   A. 胸部 X 线片
   B. 盆腔动脉造影
   C. 血 hCG 测定
   D. 盆腔 B 型超声
   E. 血常规
   F. 血生化
   G. 盆腔 CT

8. 患者准备行外阴阴道成形术，术前及术后最有可能出现的护理问题有（　）。
   A. 焦虑
   B. 知识缺乏
   C. 疼痛
   D. 营养失调：低于机体需要量
   E. 感染
   F. 气体交换受损

9. 正常情况下术后更换硬模具的时间是（　）。
   A. 1 天
   B. 3 天
   C. 5 天
   D. 7 天
   E. 9 天
   F. 11 天

（10~14 题共用题干）

孕妇，30 岁。孕 1 产 0，孕 36 周，身高 148cm，孕前体重 52kg，BMI 23.73，孕期按要求常规产检，血压正常，血糖正常，B 超提示胎儿大小与孕周相符，估计胎儿体重 2500g，孕妇现在体重 59kg。经介绍到助产士门诊接受自然分娩指导，拟订分娩计划。助产士接诊，根据孕妇基本情况及历次产检记录，完成相关测评。

10. 关于孕妇体质量对正常分娩的影响，下列叙述正确的是（　）。
    A. 孕妇身高 148cm，可能伴有骨盆狭窄，影响胎儿入盆
    B. 孕妇 BMI > 18.5，属超重型，会影响子宫收缩
    C. 孕妇目前 BMI = 26.93，属正常范围
    D. 孕晚期应加强营养指导，维持体重适宜增加
    E. 估计胎儿体重已达 2500g，应开始实施节食计划
    F. 科学评价测评结果，给出个性化指导方案
    G. 教会孕妇计算 BMI，合理控制体重

11. 骨盆外测量：髂棘间径 24cm，髂嵴间径 26cm，骶耻外径 19cm，坐骨结节间径 9cm，耻骨弓角度 90°。B 超提示胎儿双顶径 90mm。结合骨盆测量情况，下列判断正确的是（　）。
    A. 属于均小骨盆
    B. 骨盆上口平面可能偏小
    C. 中骨盆平面可能偏小
    D. 下口横径正常
    E. 胎儿大小正常
    F. 胎头双顶径较大
    G. 若产力正常，能顺利完成分娩

12. 关于骨盆情况与分娩机制，下列叙述正确的是（　）。
    A. 骨盆上口平面狭窄时，胎头不能顺利衔接
    B. 中骨盆平面狭窄，胎头能正常衔接，不能顺利完成内旋转
    C. 单纯骨盆下口平面狭窄能顺利完成下降、衔接、俯屈、内旋转
    D. 胎头经过中骨盆时完成内旋转
    E. 胎头仰伸全过程在第一产程末完成

F. 胎头娩出后为了恢复与胎肩的关系相继完成复位和外旋转
G. 左枕前位时，复位向左旋转45°，外旋转向右旋转45°

13. 助产士为该产妇进行腹部检查，于腹部左前侧可清楚地触及胎背、于左腹前部下侧可听到强而有力的胎心音，148 次/分，于耻骨联合上方扪及圆而硬的先露部，已入盆，但尚未衔接。结合检查情况，对该孕妇可能的判断是（　）。
A. 头先露，左枕前位（LOA）
B. 臀先露，左骶前位（LSA）
C. 头先露，左枕横位（LOT）
D. 臀先露，左骶横位（LST）
E. 头先露，左枕后位（LOP）
F. 臀先露，左骶后位（LSP）

14. 助产士完成相关检查和评估，与孕妇一起制订分娩计划。当孕妇询问自然分娩的可能性时，助产士做出回答。该孕妇自然分娩可能性大的依据是（　）。
A. 血压正常
B. 血糖正常
C. 无妊娠并发症
D. 体质量指数（BMI）正常
E. 胎儿偏大
F. 胎心正常
G. 胎位正常
H. 综上所述，一定能自然分娩

（15~20 题共用题干）

女性患者，足月行会阴切开术顺产分娩一正常男婴，分娩经过顺利，产后 3 天出院。现产后 20 天，自觉口渴，发热，无咳嗽、咳痰、鼻塞、流涕等症状，自测体温38℃，至急诊就诊。

15. 作为急诊预检护士，对该产妇的护理评估内容有（　）。
A. 子宫复旧情况
B. 恶露性状
C. 外阴伤口愈合情况
D. 乳房乳汁分泌情况
E. 个人卫生
F. 居住环境

16. 入院查体：体温 38.2℃，脉搏 90 次/分，呼吸 18 次/分，血压 130/80mmHg，血氧饱和度 98%。腹部未触及子宫，下腹无压痛反跳痛，恶露正常，会阴切口无红肿热痛，双乳不胀，无上呼吸道感染症状。询问病史得知产妇因怕“受风”而关闭门窗，处于高温环境。该产妇最有可能的诊断是（　）。
A. 子宫内膜炎
B. 上呼吸道感染
C. 产褥中暑
D. 产褥感染
E. 乳腺脓肿
F. 乳腺炎

17. 30 分钟后再测体温 39.1℃，脉搏 102 次/分，呼吸 20 次/分，血压 135/85mmHg，SpO_2 98%。该患者产褥中暑的程度属于（　）。
A. 轻度中暑
B. 中暑先兆
C. 中度中暑
D. 重度中暑
E. 极重度中暑
F. 轻中度中暑

18. 该产妇的发热程度属于（　）。
A. 低热
B. 中等热
C. 高热

D. 超高热
E. 中高热
F. 高热休克

19. 随着病情进展：现产妇口腔温度上升至41℃，脉搏136次/分，呼吸26次/分，血压100/60mmHg，SpO_2 96%，诊断为重度中暑。该产妇可能出现的临床表现有（　）。
A. 面色潮红
B. 面色苍白
C. 口渴、多汗、四肢无力
D. 呼吸急促、脉搏加快、血压下降
E. 谵妄、抽搐、昏迷
F. 少尿

20. 重度中暑抢救的措施是（　）。
A. 迅速将产妇转移至阴凉通风处
B. 给予物理降温
C. 开通静脉通路，给予药物降温
D. 保持呼吸道通畅，及时供氧
E. 纠正水电解质紊乱和酸中毒
F. 应用广谱抗生素预防感染

（21~26题共用题干）

患者，女性，28岁。孕38周，自然分娩一正常男婴。妊娠期检查发现肾盂和输尿管扩张，其他无异常发现，现产后7天。

21. 产褥期子宫的正常变化是（　）。
A. 产后1周，子宫缩小至妊娠前大小
B. 分娩结束时，子宫重量约为1000g，产后1周为200g
C. 子宫内膜再生，胎盘附着部位全部修复需至产后6周
D. 胎盘娩出后，胎盘附着面立即缩小，面积仅为原来的一半
E. 产后1周，宫颈内口关闭，宫颈口复原
F. 产后6周，宫颈恢复至非孕时状态

22. 关于产后循环系统的变化，下列叙述正确的是（　）。
A. 循环血容量恢复至未孕状态
B. 血液仍处于高凝状态
C. 血红细胞沉降率恢复正常
D. 血红蛋白水平回升
E. 血纤维蛋白原、凝血酶、凝血酶原降至正常
F. 淋巴细胞稍减少，中性粒细胞增多，血小板增多

23. 关于产后内分泌系统变化的叙述，正确的是（　）。
A. 不哺乳的产妇产后6~10周月经复潮
B. 不哺乳的产妇产后10周左右恢复排卵
C. 哺乳的产妇产后4~6个月恢复排卵
D. 哺乳的产妇不会排卵直至停止哺乳
E. 哺乳的产妇月经一直不来潮
F. 哺乳的产妇月经虽未复潮，却仍有受孕可能

24. 关于产褥期泌尿系统的变化的叙述，正确的是（　）。
A. 产后最初7天内尿量增多
B. 妊娠期发生的肾盂和输尿管扩张需1周恢复正常
C. 产后24小时内最易发生一过性尿潴留
D. 产褥早期不易发生尿潴留
E. 产妇体内储藏的大量水分，在产褥早期主要由皮肤蒸发排出
F. 不易发生尿路感染

25. 妊娠期发生的肾盂和输尿管扩张，产后恢复正常的时间为（　）。
A. 1~2周

B. 2~3 周
C. 3~5 周
D. 4~6 周
E. 2~8 周
F. 4~8 周

26. 该产妇一直坚持母乳喂养，询问护士关于饮食方面需要注意的问题。护士可以向该产妇推荐的饮食有（ ）。
A. 蔬菜、水果
B. 高热量、高脂肪饮食
C. 清淡、营养全面、宜消化食物
D. 富含维生素 C 和维生素 B_6 饮食
E. 麦乳精、牛奶
F. 大量的红糖

（27~32 题共用题干）

某产妇自然分娩后第 3 天，纯母乳喂养，主诉乳房胀痛，局部灼热感。检查发现乳房皮肤紧绷，乳头皮肤发亮，乳汁流出不畅，测口腔温度 38℃。

27. 关于乳房充盈，下列叙述正确的是（ ）。
A. 乳房充盈是泌乳过程中的正常现象
B. 乳房有发硬
C. 乳房皮肤颜色正常
D. 乳汁流出通畅
E. 可有发热
F. 乳头发亮

28. 导致产妇乳房肿胀的原因有（ ）。
A. 乳汁多
B. 吸吮次数少
C. 乳汁太稠厚
D. 适度排空乳房
E. 产妇内衣穿着过紧
F. 限定哺乳时间

29. 乳房肿胀的处理方法有（ ）。
A. 早吸吮、勤吸吮
B. 产妇体温达 38℃ 时停止母乳喂养
C. 确保正确的含接姿势
D. 哺乳前热敷乳房或热水淋浴
E. 按摩产妇颈部或背部
F. 轻轻按摩乳房，促进乳汁排出

30. 该产妇第 3 天测体温 39℃，乳头有皲裂，乳房局部有红肿热痛，产妇诉全身不适。该产妇最有可能出现的情况是（ ）。
A. 乳房充盈
B. 乳房肿胀
C. 产褥感染
D. 急性乳腺炎
E. 乳腺管堵塞
F. 尿路感染

31. 关于乳腺炎的处理措施，下列叙述错误的是（ ）。
A. 暂停母乳喂养
B. 加强母乳喂养
C. 及时排空乳房
D. 产妇注意休息
E. 产妇少饮水
F. 用青霉素抗感染治疗

32. 关于乳腺炎的预防，下列叙述正确的有（ ）。
A. 预防乳房肿胀
B. 产妇不喝汤
C. 产妇不戴乳罩
D. 婴儿衔乳姿势正确
E. 按需喂养
F. 产妇不要趴着入睡

（33~37 题共用题干）

某孕妇，孕 1 产 0，及 33 周$^{+1}$天，宫内孕单活胎，妊娠并发风湿性心脏病，因感

"心悸、气短 1 周" 入院。入院时轮椅推入，神志清楚，自诉休息时未感不适，但轻微活动即感心悸、气短等。查体：脉搏 112 次/分，呼吸 24 次/分，血压 112/63mmHg。

33. 依据该孕妇的生活能力状况，其心功能级别是（　）。
A. 0 级
B. Ⅰ级
C. Ⅱ级
D. Ⅲ级
E. Ⅳ级
F. Ⅴ级

34. 妊娠并发心脏病孕妇的主要死亡原因是（　）。
A. 心力衰竭
B. 产后出血
C. 肾衰竭
D. 产后抑郁
E. 羊水栓塞
F. 感染

35. 在住院过程中，该孕妇出现了不规律宫缩，予以保胎治疗。下列药物中，该孕妇禁忌使用的药物是（　）。
A. 盐酸利托君
B. 硝苯地平
C. 阿托西班
D. 杜仲颗粒
E. 头孢拉定
F. 硫酸镁

36. 在保胎过程中，为避免因便秘引起心力衰竭，护士应指导该孕妇采取的措施是（　）。
A. 必要时用甘油栓剂
B. 每日用力排便一次
C. 每日运动 1 小时
D. 常规使用泻剂
E. 每餐尽量多吃
F. 每日饮水 2L

37. 针对该患者情况，护士应进行的健康指导是（　）。
A. 摄入高热量、高维生素、低脂肪食物
B. 每天的睡眠时间应保证 8 小时
C. 无食欲时可进食腌制或腊制食品
D. 休息时多采取仰卧位
E. 注意保暖，避免感冒
F. 多吃蔬菜和水果

（38～45 题共用题干）

孕妇，27 岁。孕 2 产 0，孕 33 周$^{+1}$天，无意间发现阴道流血，似月经量，孕妇此前曾有过 2 次阴道出血，经休息后好转，此次为第 3 次出血，故来医院就诊。检查会阴垫血液约 30ml，且已更换过 3 次。查体：血压 100/90mmHg，脉搏 67 次/分，胎心 140 次/分。腹部触诊，胎儿头位，孕妇无腹痛主诉。超声提示：单胎头位，双顶径 8.2cm，股骨长 6.2cm，羊水量 AFI 13.5cm，胎盘边缘距离宫颈内口 5cm。血常规提示：红细胞 3.25×10^{12}/L，血红蛋白 80g/L，血细胞比容 26.7%，血小板 278×10^{9}/L，白细胞 8.48×10^{9}/L。收孕妇入院治疗。

38. 该孕妇住院后，一般的处理措施包括（　）。
A. 绝对卧床休息
B. 密切观察出血量
C. 给予止血措施
D. 禁止阴道检查
E. 禁止肛门检查
F. 间断氧气吸入
G. 监测胎儿情况
H. 输血

39. 医师评估孕妇情况后，决定给予期待疗法，期待疗法适用于（　）。
A. 孕周＜34 周
B. 胎儿体重＜2000g
C. 胎儿存活
D. 阴道流血量不多
E. 孕妇一般情况好
F. 胎位为头位

40. 孕妇住院治疗 1 周后，再次出现阴道流血约 200ml，并且出现不规律宫缩。血常规检查，血红蛋白 90g/L，其他正常。对该孕妇及胎儿的处理措施是（　）。
A. 终止妊娠
B. 给予止血治疗
C. 给予抗感染治疗
D. 给予促胎肺成熟治疗
E. 给予输血治疗
F. 给予催产

41. 经上述处理，孕妇主诉胎动减少，听诊胎心率 120 次/分，行胎心监护，结果提示：胎心基线 100bpm，变异窄幅，20 分钟内有 2 次重度可变减速，胎心率波动范围 90~120 次/分。该孕妇终止妊娠的指征是（　）。
A. 反复发生大量出血
B. 胎龄达 36 周以上
C. 胎儿肺成熟
D. 胎儿出现宫内窘迫
E. 孕妇有感染的可能
F. 难以存活的胎儿畸形

42. 前置胎盘的鉴别诊断是（　）。
A. Ⅰ型胎盘早剥
B. 脐带帆状附着
C. 前置血管破裂
D. 胎盘边缘血窦破裂
E. 宫颈病变
F. 阴道炎症

43. 前置胎盘对母儿的影响有（　）。
A. 产时出血
B. 产后出血
C. 胎盘植入
D. 产褥感染
E. 围生儿预后不良
F. 再次受孕困难

44. 孕妇住院后，应给予的护理措施有（　）。
A. 绝对卧床休息
B. 侧卧休息
C. 阴道检查，了解骨盆内径等情况
D. 肛门检查，了解骨盆内径等情况
E. 观察阴道流血量
F. 监护胎儿情况

45. 该孕妇询问为什么会发生前置胎盘，护理人员对其进行讲解。对于该孕妇，发生前置胎盘的可能原因有（　）。
A. 高龄初产
B. 孕 36 周
C. 多次人工流产
D. 2 次自然流产
E. 胎盘形态异常
F. 辅助生殖技术受孕

参考答案

一、单选题

1. E	2. B	3. E	4. D	5. E	6. D	7. B	8. D	9. B	10. E
11. C	12. B	13. B	14. D	15. C	16. B	17. B	18. A	19. C	20. D
21. C	22. B	23. E	24. A	25. B	26. D	27. A	28. C	29. D	30. D
31. A	32. B	33. E	34. D	35. C					

二、多选题

1. BE	2. ADE	3. ABCD	4. ACDE	5. ACDE
6. ABCD	7. ACDE	8. BCDE	9. CDE	10. ABC
11. DE	12. ABCD	13. ABDE	14. BC	15. BCE
16. ADE	17. BCDE	18. BC	19. ABCD	20. ABCE

三、案例分析题

1. D	2. ABCDEF	3. ABCDEF	4. ABCEF	5. ABCDF
6. C	7. ADEF	8. ABCE	9. A	10. DFG
11. DEG	12. ABDF	13. AC	14. ABCFG	15. ABCDEF
16. C	17. A	18. C	19. BDEF	20. ABC
21. CDE	22. BDF	23. ABCF	24. AC	25. E
26. AC	27. ABCD	28. ABEF	29. ACDEF	30. D
31. AE	32. ADEF	33. D	34. AF	35. A
36. A	37. AEF	38. ABCDEFG	39. ABCDE	40. ABCD
41. AD	42. ABCDE	43. ABCDE	44. ABEF	45. ACDF